健康維持・病気改善のための

愛犬の食事療法

ホリスティック獣医師による
病態別・成長別180種のレシピ

著者 イホア・ジョン・バスコ ハワイ獣医師

監修 森井 啓二 獣医師

翻訳 伊庭野 れい子

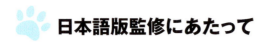
日本語版監修にあたって

　大自然を前にすると、誰もが、その美しさや偉大さに圧倒されます。
　そして、私たちも動物も草も木も鉱物も、同じ大自然を作った調和した力から出来ていることを実感します。
　それ故、大自然が作り出した力の中には、身体を強健に保ち、心のバランスを取り、活力に満ち、病気を予防し、自己治癒力を強める力が満ちています。
　私たち人も動物も、その自然界の力を様々な方法で日々取り入れています。
　その代表的なものは、食事です。
　食べ物には、光や水、土、植物、動物のすべての自然界のエネルギーが寄り集り、凝縮されています。それを出来るだけ新鮮な状態で摂取できるのは、とても素敵なことだと思います。

　ところが、現代社会という、自然界とは一歩離れた枠組みの中では、動物たちの食事も技術の進歩によって効率よく加工され、ドライフードや缶詰、レトルトパウチなどの手軽な加工食品という形で普及されてきました。
　これは、人々の時間と費用の節約になり動物たちの偏食を防ぎ、栄養バランスがとりやすいという長所もあって、多くの人が利用するようになりました。また、そのおかげで、動物の栄養学も発展し、寿命も延びてきたのです。

　でも、もともと自然界に生きる動物たちが日常食べる物には、加工食品というものはありませんし、不自然な化学合成物質も、不必要な添加物も入っていませんでした。食事の中に不必要な不純物が入れば、それだけ生体内の老廃物や毒素の排出にも負担がかかり、一部は蓄積することによって正常な生体の機能を阻害したり、細胞を傷つける要因になってしまいます。
　さらに原材料の素材も、商業的な競争から安価なものを取り入れる傾向があり、化学肥料や農薬を用いた大量生産システムによって栄養素が劣化してきている傾向も見られます。心身によいナチュラルな完全食とは言い難いのです。

　本来ならば、新鮮な食材を使ってのバランスのとれた愛情たっぷりの食事が、ペットにとっても最も心身に良いのは言うまでもありません。
　よく言われる「医食同源」は、人だけではなく動物でも同じです。現代社会では、食事の栄養成分のバランスが改善しているはずなのに、慢性病は増えていく一方です。

いま一度「医食同源」の原点に立ち返って、手作り食を実践していくことが真の幸せに繋がっていくのではないでしょうか。

　本書にも「和の食」が紹介されている通り、私たち日本人には「地産地消」「一物全体」「身土不二」を始め、新鮮な食材を大切にする文化があるのは誰でもご存じの通りです。

　動物にとっても人と同様に、「食べもの」は、健康体を作り、それを維持して、より質の高い生活のために、とても重要な役割を果たしています。

　良い食べものは、良い筋肉を作り、良い血液を作ります。そして、愛情込めた食事は、より良い心の形成に役立ちます。

　食事は、その動物の一生を支えていくとても重要なものですので、慎重に考えたいものです。

　私がバスコ先生の栄養学の講義を受けたのは、14年前でした。その頃は、日本ではまだ処方食が一般的であり、手作り食はあまり一般的とは言えませんでした。バスコ先生は、各々の個体に合わせた食事をすることがいかにその動物の健康に繋がっていくかを強調して話されていたのが印象的でした。それから時が経ち、最近では手作り食を一生懸命作る飼い主さんたちも増えてきています。

　ペットは、家族の一員です。新鮮な食材を使った愛情込めた食事は、動物たちをさらに輝かせる一歩になることと思います。もちろん、時間もお金も、そして手作り食に関してのたくさんの勉強も必要になることは言うまでもありません。人と犬では、栄養要求量も代謝も全く異なるからです。

　私たち人間も、いつも完璧な食事を摂るのは難しいように、動物たちの食事も、いきなり完璧にバランスをとることは出来ないかもしれません。でも、飼主が余裕を持って出来る、無理のない範囲で愛情をかけてあげることが、大切なのです。

　レトルト食品や外食ばかりになりがちな人でも、時間がある時には、愛情こめた手作りの食事が嬉しいものです。

　この本を、よく読んで少しずつ実践することで、人と動物との絆が深まり、双方の幸せがさらに向上することでしょう。

獣医師　森井　啓二

English Edition © Makana Kai Publishing 2013
copyright©Ihor John BaskoDVM, CVA

著者である獣医師 / 動物鍼灸師 イホア・ジョン・バスコは全ての著作権を保有します。お問い合わせ info@drbasko.com

── お断り ──

著者および出版社は、この本の使用によってもたらす症状や結果に関して、保障と責任は一切負いません。ペットはそれぞれ違った体質や特別な健康状態を持っています。食事の変更やこの本で提案していることを実行する前に、信頼できる獣医師に相談されることをおすすめいたします。信頼できる獣医師が近くにいなければ、あたなのペットの状態を十分に把握した上で、少しずつ試しながら実行するようにしてください。

何を口にするのか ～選択の自由～

　最近、社会情勢も地球自体もたいへん残念な状態にあります。しかしながら手のほどこしようがないわけではなく、この状況を変えるための手段はあるはずです。

　それは、動物を我々人間の仲間と考えて、彼らの健康や精神状態を維持してあげられる人々が、それぞれに努力をすることで、世界中を救うことに繋がるのではないでしょうか。たとえば、あなたがシェルターにいる動物を引き取ることで、動物が殺される数を減らすことができるというのもひとつです。そして地元産の有機野菜や食物を使って、栄養のあるオーガニックな食事を手作りすることで、あなた自身のため、そして飼っている動物のためにもなるのです。

　世界を救うためにできるそのほかの行動としては、ペットや野生生物を病気にしてしまうような石油化学製品を、芝生や庭で使用しないことです。また野生生物を増やすことのできるように地元に合った各種樹木や潅木、そのほかの植物を植えてゆくことです。あなたの住居や近隣、オフィスやアパート、そして倉庫の屋上などが緑で覆われることで、二酸化炭素の吸収率が高まり、地球温暖化対策にも役立つことになるのです。

　最も急進的でありながら、かつ暴力的ではなく革命的な結果をもたらす行動は、口から発せられる言論の自由から来るのではなく、自分たちやペットが何を口に入れるかという選択の自由によるものなのです。

　このドクター・バスコのすばらしい本は、精神的および、実用的な詳細においても、また獣医的見識においてもこの革命に貢献していると思います。市民社会において、責任を持って消費力を実行するのは人間です。それは環境や、動物保護においてもいえることです。つまり工場式農場や卸売会社が遺伝子組み換え食品（GMOs）のほかに、殺虫剤、化学肥料などに使用されている石油化学製品の使用を廃止することです。

　私たちのペットが、私たち人間と同じ食事や環境を分かち合い、そうすることによって私たちも動物も健康に幸せになれるということを、ドクター・バスコはこの本の中で示しながら認知させてくれたことに感謝します。

マイケル・W．フォックス
獣医学博士、理学博士、獣医外科ロイヤル・カレッジ会員
著書："The Healing Animals""the Vision of One Health"
URL：www.DrFoxVet.com

目次

日本語版監修にあたって ii
何を口にするのか 〜選択の自由〜 v
レシピを作りはじめる前に知っておきたい注意点 xix
はじまりのきっかけ xx

第1章　現在の犬の栄養について　　1

ファスト・フードか科学的に考案された食事か? 3
「ナチュラル」な市販のペットフード? 4
考え方を変える 6

第2章　人と犬の出会いと長い歴史　　9

「市販のドッグフードの会社が存在する以前、犬はいったい何を食べていたのか?」
「狼がチャウチャウのような小さな犬にどのように変化していったのか?」

気候の影響と食物有効性の地理学 12
古代中国とインド 13
この章のポイント 14

第3章　和食　東洋からの食の知恵　　15

パートⅠ　陰/陽食物とその有益で元気になれる特性 16

健康的な食事（人間）のためのマクロビの基本原理とガイドライン 17
陰の状態のための陽の食事と、陽の状態のための陰の食事 18
内臓システムに有益な食物 20

パートⅡ　気候と季節の変化による食事 21

自然に戻る 22
四季の変化と天候の影響 23
熱、風と乾燥 23

熱と湿り気	24
伝統東洋医学 (TEAM) システムにおける、薬としての食物の仕分け	26
夏の天気に関する食事の注意事項	26
犬の食事を作るときの一般的なルールの目安は次のとおりです	27
天候も生体の代謝には影響があります	28
—乾燥もしくは湿った/温暖な気候のためのレシピ例、魚と大麦	28
—温暖で乾燥した気候のためのレシピ例、豚肉と全粒雑穀物	29
—温暖で湿気の多い天候のためのレシピ例、鴨と玄米	29
—温暖で湿気の多い天候のためのレシピ例、 　　牛の腎臓(牛レバー)とブロッコリー	30
寒い湿った風の吹く冬の気候	31
寒くて乾燥していて、風のある気候	32
スパイスとハーブ	32
—寒い、湿気のある天候のためのレシピ例、牛肉&ブロッコリー	33
—寒い気候のためのレシピ例、鶏肉&米	34
—寒く乾燥した気候のためのレシピ例、 　　子羊(豚肉)とヤム芋(サツマイモ)シチュー	34
この章のポイント	35

第4章　さあ、レシピへの扉を開きましょう　37

タンパク質	37
重要なタンパク質源	39
伝統東洋医学の用語	41
一般に使われる穀物と穀類	41
重要な穀物源	42
まとめ	43
でん粉質の野菜	43
重要なでん粉質野菜	44
なぜ野菜が犬の健康には必要なのか	45
果物は?	49
重要な果物	50
犬の食事のためのスパイス	52
脂肪は?	53

vii

どのくらい与えるか?	54
—レシピ例(タンパク質/でん粉/野菜)	55
生で与えるか、調理して与えるかどちらがベスト?	56
生肉に含まれるサルモネラ菌と大腸菌は?	57
生肉を与えるための一般的なルール	57
生肉を与えることの不利な点	57
生野菜は?	58
—レシピ例、牛肉とカッテージチーズ	58
—レシピ例、鶏の生卵とレバー	58
魔法の数値	60
市販のドッグフードに生の食事をまぜてもよい?	60
—例Ⅰ きょうのメニュー	61
—例Ⅱ きょうのメニュー	62
小型犬は?	62
—例Ⅲ 小型犬のメニュー	63
骨は? 骨も食事の一部として組み入れるべき?	63
—ドクター・バスコの犬(猫)用の歯の掃除液	64
どのような骨を与えるべき?	64
鶏の骨はどうでしょうか?	65
どれくらいが適度?	65
骨が犬にとって問題になる場合	65
保存と冷凍のヒント	66
この章のポイント	67

第5章　あなたの犬が何を必要としているかを理解し、どのように犬の食事を調理するかを考える　68

新鮮で常識を持って作った食事はヒーリング・フード	68
犬の食事を作るときの要素とはなんでしょうか?	69

第6章　手作りサプリメントを作る方法　71

—シーブレンド・コンビネーション	72
—栄養イースト粉	72
—栄養オイル・ブレンド	73

その他の市販のサプリメント ... 73

第7章　赤ちゃん犬、仔犬と成長期の犬のための食事　75

餌の調理例 ... 76
　—最初の食事　ハンバーグとチーズかけごはん ... 76
　—2回目の食事　スナック・ボーン　もしくはプロテイン・チャージ ... 76
　—3回目の食事　レバー&サツマイモ ... 77
　—4回目の食事　プロテイン・チャージ ... 77
その他の赤ちゃん犬用レシピ ... 77
　—チャンピオン犬のための朝食 ... 77
　—骨といろいろ ... 78
　—挽肉とサラダ ... 78
　—レバー&スクランブル・エッグ ... 79
病気の赤ちゃん犬の食事 ... 79
寄生虫のいる赤ちゃん犬の食事 ... 80
下痢の症状がある赤ちゃん犬のレシピ ... 81
赤ちゃん犬用の献立（3-6週間の犬） ... 82
　—ヤギのミルク（牛乳）と栄養イーストの献立 ... 82
赤ちゃん犬のための初めてのおかゆ（4-6週） ... 83
　—ヤギのミルク（牛乳）とエンバク（オートミール）のおかゆ ... 83
　—ミルクと大麦 ... 84
　—敏感なおなかのための補助食品 ... 84
成長期の犬 ... 84
　—1回目の食事　オートミールとチーズの朝食 ... 85
　—2回目の食事　お肉と愛情たっぷりの野菜シチュー ... 85
　—3回目の食事　挽肉とサラダ ... 86
成長期の犬のためのその他のレシピ ... 87
　—アラスカ鮭（天然鮭）と卵 ... 87
　—刻んだレバーとズッキーニ（キャベツ） ... 87
　—夏の食事 ... 88
成長期の犬に大切なサプリメント ... 88
この章のポイント ... 90

第8章　2-8歳の成犬の食事..91

食物源..93
成犬（2-8歳）のレシピ..94
　　—オール・アメリカン・シチュー..94
　　—アスパラガスとレバー炒め..94
基本のシチューとスープストックのレシピ..95
　　—玄米オムレツ..96
　　—鶏肉と野菜のシチュー..97
　　—鶏のレバー&卵..97
　　—オリエンタル・ライス・キャセロール..98
　　—簡単で手早くできる食事..98
　　—中華鍋で作る豚肉料理..99
夏の（暖かい気候の食物）レシピ..99
　　—肉ともやしとホウレン草..99
　　—合い挽き肉と野菜..100
　　—麺と豚肉..101
　　—北欧のおやつ..101
　　—豆腐オムレツ..102
冬（寒い気候）のレシピ..102
　　—鶏肉と皮などの残り物..102
　　—肉と米のシチュー..103
　　—冬の子羊（豚肉）のシチュー..104
　　—ズッキーニ（ナス）とパンとベーコンのサラダ..104
小型犬と極小犬のレシピ..105
　　—牛の心臓（牛レバー）の炒め物..105
　　—鶏肉、スイス・チャード（ホウレン草）、キャベツの炒め物..106
　　—土鍋で作る鶏レバーと豚肉の料理..106
　　—卵と肉のスクランブル..107
　　—魚の料理..107
　　—ハンバーグ・オムレツ..108
　　—レバーとレタスとチーズ..108
　　—中華鍋て作る、クイック・ブロッコリー料理..109
スナック&クイック・ミール..109

成犬のためのサプリメント..........110
　この章のポイント..........111

第9章　一般的な健康と健康維持のための食事法　114

　高齢における特別な状態のための食事..........114
　老齢あるいは高齢犬のための食事のヒント..........115
　腎臓病の食事..........116
　伝統東洋医学の見地..........117
　腎臓機能をサポートするレシピ..........118
　　―アルロのごはんと肉料理..........118
　　―チーズ風味の卵と野菜..........119
　　―鶏のレバーとビーツ（ダイコン）―最高の抗酸化性料理..........119
　　―魚とごはん..........120
　　―魚とヤム芋（サツマイモ）..........120
　　―ギズモのデンバー・オムレツ..........120
　　―腎臓機能低下のための食事..........121
　　―ミルキー・エッグとごはん..........122
　骨と関節の修復のための食事..........122
　　―例、寒い冬の子羊（鶏肉）料理..........122
　「身体を温める」食物のリスト..........123
　関節炎・神経痛の保護医薬品..........124
　クイックでヘルシーな食事..........125
　　―卵、牛肉とブロッコリー..........125
　　―チャーハンとグリーン・サラダ..........125
　　―オメガ3魚の食事..........126
　　―鮭の鶏油炒め..........126
　この章のポイント..........126

第10章　皮膚病やアレルギーの食事法　128

　食べ物のアレルギーの症状とは？..........129
　　なぜペットに食物アレルギーがあるのか？..........129
　　なぜ市販の「アンチ・アレルギー」食品は効果がないのか..........130
　どこからはじめれば良いのか？..........130

- アレルギー用のレシピ例 131
- 夏の皮膚疾患 132
- 暑い夏の皮膚疾患のためのレシピ例 132
  - ―豚肉とパスタの鍋料理 132
  - ―魚ごはんとニンジン 133
- **豚肉の食事（寒性で保湿効果）** **134**
  - ―乾燥肌用の豚肉とサツマイモ料理 134
  - ―豚肉とトマト料理 134
  - ―豚肉、ビーツ（ダイコン）と玄米ごはん 135
- **魚の料理（寒性で抗炎症効果）** **136**
  - ―鮭とカボチャの料理 136
  - ―イワシと野菜の料理 136
  - ―鮭とブロッコリーの料理 137
  - ―魚とアボカド 137
- **ほかの肉にアレルギーを持つ犬のための鴨の料理（中性で保湿効果）** **138**
  - ―鴨とジャガイモの料理 138
  - ―ガーガー鴨の残り物 139
- **ベジタリアンの料理（寒性で保湿効果）** **139**
  - ―豆腐とイワシの料理 140
  - ―野菜とチーズのオムレツ 140
  - ―乳製品と卵 141
- **子羊ベースの食事（温性で保存効果）** **141**
  - ―ポーチド・ラム（豚肉）ボチャ 142
  - ―ナバホ・ラム（豚肉）・シチュー 142
  - ―子羊（豚肉）とトマトの料理 143
- **牛肉の料理（平性で消化器機能を正常にする効果）** **144**
  - ―牛肉と大麦を用いた食事 144
  - ―牛肉と大麦の炒めもの 145
  - ―生の牛肉バーガー・イン・パラダイス 145
- **七面鳥の料理（皮膚を乾燥させ、抗炎症効果）**
  - **とくにじっとりとした湿疹を持つ犬に** **146**
  - ―マクロビ七面鳥の炒め物 146
  - ―七面鳥とのサツマイモの食事 147

皮膚疾患の改善のためにほかに何ができるでしょうか? ……………………… 147

第11章　愛犬ががんになったら：機能的な栄養の介入 ……… 150

なぜペットががんになる率が高くなってきているのか? ………………… 150
　1. 食物による要因 ……………………………………………………… 151
　2. 遺伝学上／親譲りの要因 …………………………………………… 152
　3. 組織のダメージ ……………………………………………………… 152
　4. 化学薬品接触 ………………………………………………………… 152
　5. 放射能 ………………………………………………………………… 152
　6. 空気汚染 ……………………………………………………………… 153
　7. がんを起こすウイルス ……………………………………………… 153

ストレスを避ける ………………………………………………………… 154
がん防止のための食事の特徴 …………………………………………… 154
　1. 野菜やもしくはサプリメントなど、抗酸化物質を含む食事を与えます。…… 155
　2. 調理しすぎたり加工した肉はなるべく使わず、
　　　市販のドッグフードは与えるのをやめましょう。 ……………… 155

この章におけるレシピ …………………………………………………… 157
どのくらい与えるべきか? ……………………………………………… 157
がんのメニューのテンプレート ………………………………………… 158
　―23-30kgの犬のための食事例 ……………………………………… 159
　―スナック ……………………………………………………………… 160
　―グリーンスムージー ………………………………………………… 160
　―グリーンスムージー 2 ……………………………………………… 161

トイとミニチュア犬のための食事 ……………………………………… 161
　―3分間朝食 …………………………………………………………… 161
　―シンプルな夕食 ……………………………………………………… 162
　―小さいコンボ#1 …………………………………………………… 162
　―小さいコンボ#2 …………………………………………………… 162
　―小さいコンボ#3 …………………………………………………… 162

小から中型犬のための食事 ……………………………………………… 163
　―ゴマと牛肉炒め ……………………………………………………… 163
　―細かく切ったレバーのオムレツ …………………………………… 163

- ―魚と玄米 ... 164
- ―魚と野菜のフライ ... 164
- ―鮭とアボカド・ボール ... 165
- ―鮭と野菜 ... 165
- ―鮭とごはん ... 166
- ―イワシのサラダ ... 166
- ―シイタケと豚肉 ... 167
- ―豚肉の中華炒め ... 167

大型と巨大品種用のレシピ ... **168**
- ―ビーツ若葉（ホウレン草）の料理 ... 168
- ―ヘルシーなポーク・シチュー ... 169
- ―大鍋の肉シチュー ... 169

ほとんど生の食事 ... **170**
- ―大きな犬のための生で食べるクイック料理 ... 170
- ―生魚と米 ... 171
- ―七面鳥（鶏肉）と野菜 ... 171

抗がんサプリメント ... **171**
この章のまとめ ... **172**

第12章　肝臓、すい臓と消化器系内臓の機能の　サポートのためのレシピ ... **174**

肝臓病の食事 ... **175**
どのくらい与える？ ... **177**
肝臓をサポートするレシピ ... **178**
- ―肝臓をよくサポートできるシチュー ... 178
- ―トウモロコシ、ビーツ（ダイコン）と胸肉 ... 179
- ―サツマイモ、心臓の肉ともやし ... 180

発作性疾患に関係のある症状に ... **180**
- ―チーズ、卵とヤム芋（サツマイモ）のスクランブル ... 182
- ―魚とマヨ・サラダ ... 182
- ―焼いたクリームチーズとイワシのサンドイッチ ... 183
- ―子羊（鶏肉）の挽肉―野菜のパテ ... 183
- ―レバーと野菜 ... 184

—肉の炒め物のレシピ..184
　　　—ヨーグルトとサツマイモ..185
　膵炎の食事..185
　膵炎のためのレシピ..187
　　　—ソバの実と海魚の食事..187
　　　—キャベツと鶏肉のコルヌコピア..187
　　　—鶏肉とサツマイモ..188
　　　—鶏の内臓（鶏肉）と新鮮な葉野菜..189
　　　—土の香りの野菜とカッテージチーズ..189
　　　—鹿肉（牛肉）のシチュー..190
　　　—ズッキーニのオムレツ..190
　　　—ヨーグルト・大麦と卵..191
　消化不良のための食事、下痢と断続的な嘔吐..................................191
　消化不良のためのレシピ..192
　　　—ゆでた牛肉とサツマイモ..192
　　　—ゆでた鶏肉と米..192
　　　—チーズ風味のスクランブル・エッグ..193
　　　—「下痢気味」の犬のための料理..193
　　　—インディのバジル・ビーフ..194
　　　—サツマイモ・スクランブラー..194
　この章のポイント..195

第13章　肥満犬と減量のためのレシピ......................................196

　大麦について..197
　小型犬のための食欲の減らし方..197
　　　—生姜の炒めごはん..197
　　　—生肉と卵の食事..198
　　　—ヨーグルトと玄米の食事..198
　　　—特別な炒めもの..199
　もっと体重を減らすためのレシピ..199
　　　—バーニーのための大麦の夕食..199
　　　—ベンジーの減量食事..200
　　　—豚肉のライス・シチュー..200

- ―鶏肉の減量シチュー 201
- ―減量のためのオメガ3の食事 202
- ―クイック炒め物 203
- ―とってもクイックな食事 203
- ―簡単な生肉の食事 203
- ―中華鍋で作る肉と野菜と玄米料理 204

健康的な低カロリーのスナック 204
サプリメント 205
この章のポイント 205

第14章　飼い主がベジタリアンである場合の食事　**207**

なぜ犬にベジタリアンの食事を与えたいのか? 207
これらの食事には何がほかに含まれていますか? 208
- ―ベジタリアン・プロテイン・パウダー・ミックス 209

簡単なレシピの数々 210
- ―バランスの取れた高タンパク質のオムレツと野菜 210
- ―鮭と麺がどっさりのメニュー 210
- ―ペペのウェスタン・オムレツ 211

肝臓や腎臓機能に障害のある高齢犬のために 212
- ―蒸し野菜のベジタリアン・ディライト 212

ベジタリアン・シチュー 212
- ―魚とジャガイモのシチュー 213
- ―ジャガイモと玄米のシチュー 213
- ―ベジタリアン・クッキー 214

欠乏症の兆候とベジタリアンの食事の与え方 215

第15章　簡単にできる食事、スナックとおやつ　**217**

簡単な食事 217
スナックとおやつ 218
- ―かゆいかゆいワンちゃん用クッキー(アレルギーのある犬用のレシピ) ... 218
- ―キャシーおばさんのバナナ・クッキー 219
- ― B&B のビスケット 219
- ―鶏脂のパンケーキ 220

―ホリデー・タートルズ......221
―「相棒」のためのミートボール......221
―ハワイの女神ペレのビーフ火山......222
―生意気な海老と鶏肉のジェラート......222

第16章　糖尿病の食事......**224**

なぜ犬が糖尿病になるのか？......224
サプリメント......227
―カッテージチーズ・スクランブル......228
―豚肉とサツマイモの炒め物......228
―手早く簡単にできるココ・チーヂー......229
―パパイヤと豚肉のヨーグルト......229
―ニンジンとブロッコリーのオムレツ......230
―鮭と野菜の炒めもの......230
―卵とハンバーガー・ミックス......231
―ハンバーグの炒めもの......231
―全粒粉のシリアルとヨーグルト......232
―ニガウリ、豚肉と野菜のシチュー......232
―マッシュルームとニガウリの豚肉のチャーハン......233
―ブルーベリーとトマト・ミートボール......234
なぜ、ブルーベリーとトマトのミートボールがそれほど素晴らしいか？......235
視覚消失を避けるそのほかのサプリメント......235
この章のポイント......236

第17章　心臓病の食事......**237**

予防策......240
心臓病によい食事とは？......240
犬にとって最もよい心臓の健康のための食事とは？......241
心臓をサポートする食事......242
―生の牛の心臓(牛ステーキ肉)と野菜とごはんの炒めもの......242
―牛の心臓(牛レバー)の炒め物......243
心臓修復の食事......243
心臓によいレシピ......244

xvii

- ―「中国野菜」と牛の心臓（牛ステーキ肉）料理 244
- ―鶏の心臓（鶏レバー）と砂ずりの炒め物 245
- ―愛情たっぷりの中華鍋料理 245
- ―ピュア・ハート 246
- ―鮭とサツマイモの炒めもの 247
- **大型犬のための心臓修復のレシピ** 247
  - ―大型犬用レシピ、鶏肉の心臓病用のライス・シチュー 248
- **この章のポイント** 249

第18章　餌の与え方と最後に **250**

- **餌の与え方のヒント** 250
- **玄米か白米か？** 251
- **私のレシピで使われたタンパク質の測定** 252
- **ドッグフードの健康的なブランドに関するメモ** 252
- **最後に** 253

付録 **255**

- A　測定 255
- B　シーブレンド・コンビネーション 255
- C　栄養イースト粉 256
- D　栄養オイル・ブレンド 257
- E　スープの基本レシピ（肉もしくは魚） 257
- F　スープの基本レシピ（オリジナル） 258
- G　夏のレシピのための調理法 259
  - 冬のレシピのための調理法 259
- H　青汁、ジュースと高抗酸化物のレシピ 260
  - クリーム・オブ・グリーン 261
  - ピーピーちゃん用ピーマン・ジュース 261
  - 青い海辺のおやつ 262
  - 野菜のデトックスジュース 262
  - 生卵&サラダ 263
  - 肝臓デトックススープのレシピ 263

| I ドクター・バスコのおすすめの
　　ホリスティック・ブランドのドッグフード 264
| J 摂取量の目安の基本 264
　表 265

参考文献と資料 268
謝辞 270
著者について 272

── レシピを作り始める前に知っておきたい注意 ──

玄米にはぬかの部分にABA（アブシジン酸）という毒があります。
玄米を10時間以上水に浸けて、ABA（アブシジン酸）を取り除いてから炊くのが一般的です。これをしないで与えると、犬の体に影響を及ぼす場合があります。（浸す時間はそれぞれです。ご自分にあった方法をお調べすることをおすすめいたします。）

スイスチャードは、日本の市場では一般的ではなく、代用として使用できるホウレン草と共にどちらもシュウ酸が多く含まれるため、灰汁抜きが必要です。また、シュウ酸カルシウム結石の既往歴がある犬には、この食材は使えません。色の濃い葉野菜も同様に、灰汁抜きすることをおすすめいたします。

レシピに使用するオイル（油）は遺伝子組み換えでない物をお選びください。

著者がハワイ在住の獣医師ということもあり、日本では手に入りにくい食材も記してあります。
その他、少しでも疑問に思った食材があれば、ご自分でお調べになり、適切な使用方法を心がけることをおすすめいたします。

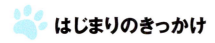 **はじまりのきっかけ**

　1970年代に、私は6匹の猫と3匹の犬と一緒に暮らしていました。2匹はドーベルマン・ピンシャーの雄で、名前はストレガとバロン。そしてエアデールの雌でルーシー。そのとき、ルーシーには皮膚アレルギーがあり、雄のドーベルマンは2匹とも攻撃的な態度を取るという問題がありました。私は高級ドッグフードをいくつか試してみたり、そのドッグフード会社に、この商品に含まれる肉の成分が何かを問い合わせたりしてみたのですが、問題解決にはなりませんでした。その会社の人たちは実際の成分を知らないのか、もしくは真実を話すことを避けていたように思います。

　この同じ頃、マクロビオティック・ダイエットについて、自分自身のためにいろいろと調べていました。そしてある日、玄米と蒸したニンジン、ブロッコリーを食べていたとき、玄関のベルが鳴ったので立ち上がりました。そして再び席に戻ってみたら、犬のバロンが私のディナーを大急ぎで平らげてしまっているのを見つけたのです。やめさせようとして最初は怒鳴りましたが、実はこの出来ごとが、私が彼らにいつも何を食事として与えているのかをよく考えてみる機会を与えてくれたのです。バロンはキッチンに立って、口の周りを舐めながら申し訳なさそうにこちらを見ていました。このときは、私はただ笑って見ていただけでした。

でも実は彼は私に何かを伝えようとしていたのではないでしょうか？

　つまり、これがペットたちに手作りの料理を作ってあげようと私が思うようになったきっかけだったのです。ミックス・ベジタブル、肉と玄米でシチューを作ったところ、どの犬もこのメニューが大好きでした。この食事を3週間続けた後ルーシーの皮膚アレルギーは完治し、ほかの2匹の攻撃的で落ち着きのない行動もずいぶんと改善されていることに気がつきました。この食事は実際にいろいろなことを大きく変え、それ以来私は毎日動物たちのために食事を作ってやっています。

往診の恩恵

　獣医師がクライアントのために往診をおこなうとき、飼い主がどのように暮らし、どのような食生活を送っているのかを垣間見ることができます。T夫人は70歳代後半でひとり住まいでした。彼女のペット、ステファンは彼女にとって素晴らしいパートナーであり、保護者であり、そして友達でした。私はステファンのアレルギー病を治療していました。彼の耳、口と皮膚から強い匂いがしていたからです。彼は身体中にあるただれた部分をしきりにひっかいており、まったくもって気の毒な状態でした。

　ステファンはよく一般に売られているドッグフードを与えられ、T夫人は白いパンにバターか蜂蜜を塗って、紅茶と共に食べていました。彼女はステファンにおやつとして、その白いパンや犬用のいろいろなクッキーを、犬のためによかろうと思って与えていたのです。私はステファンに、ステロイドを与えるのではなく、違った方法で食事を与えて、食事法を変えてみることと、お風呂に入れることで、彼の皮膚アレルギーがよくなるかどうか様子を見てみましょうと提案しました。彼女は最初、それに反対をしました。

　そこで私は大きな鍋のチキン・シチューに新鮮な野菜と玄米を入れて、私が現在自分のペットに与えているのと同じような食事を作ってあげました。そしてこれを彼女のところに持って行くと、彼女は「これが犬のための食事だとは信じられない！」といいました。そして自分で味見をしてみて「私が食べるわ！」といったのです。

　数週間、このお手製のメニュー（T夫人と彼女のペットの両方がこれを好みました）を続けたところ、ステファンの皮膚の症状はかなり改善されてきました。あまり匂わなくなり、攻撃的な態度も収まり、もうステロイドを与える必要がなくなったと判断しました。そこで私はT夫人にもう白いパンや犬用のクッキーを与えないように、そしてその代わりに彼の大好きなストリング・チーズを与えるようにいいました。ステファンはT夫人が亡くなって間もなく、18歳でこの世を去りました。

第1章 現在の犬の栄養について

> 世界中において人類の歴史がはじまったときから、
> どのように長く、そしてどのように健康に
> 生き延びられるかということは、
> どのような食物を食べているかということと関係していた
> 〜ポール・レイノルズ、詩人、ヨガ講師

　ペットが何を食べればよいかということに関して獣医師は、その専門家であると一般的にみなされています。しかしながら、あなたのペットに市販の袋詰め、あるいは缶詰のドッグフードを与えるようにアドバイスをする獣医師が、果たしてほんとうにペットの食の専門家といえるのでしょうか？　これら市販のペットフードがどのような成分のものであるか、ご存知ですか？　使用されている肉の等級や品質は何なのでしょうか？　その食べ物はどのような味がし、また無機化合物や化学品含有の検査を施されているのでしょうか？　私たちが買うドッグフードの正確な成分や質を的確に説明できる獣医師はいるのでしょうか？

　その答えは「ノー」だと思います。

　アメリカ全土において、多くのペットが死亡したことにより起こったペットフード汚染の

リコール問題は、氷山の一角にすぎません。規律や試験、検査などが十分に行われていないペットフードの材料に対する疑問は、もう何十年にもわたっていわれ続けてきたことです。獣医師はもとよりペットの飼い主も、愛する犬たちの餌に関しては、闇に置かれ続けているのです。

　不幸にして、多くの獣医師は市販のペットフード会社や生産者が推薦する商品を受け入れてしまいがちです。これらの推薦は、市販の動物用フード会社が栄養に関して述べた、たったひとつの意見に影響されているのです。これらのフードは「科学的に考案されたもの」として認識され、そして獣医師たちはこの便利な商品を売るようにこれらの会社からすすめられ、またそうするほうが簡単なので、クライアントにもすすめてしまうのです。クライアントが獣医師に、ペットのために手作りの餌をどうやって作ったらよいのかと尋ねても、どのように答えればよいのかわかりません。獣医師たちの栄養に対する知識は限られたものであるため、会社によってすすめられた市販商品を売ることがもっとも安心だと思っているようなのです。

　獣医師たちがある種の市販のドッグフードを特にすすめるようになるきっかけともいえる事例は、ドッグフードの会社から大学への寄付、生徒たちへ贈られる無料のサンプルやトートバッグ、帽子、スウェットシャツなどを通して、獣医師学校にいる時代からはじまっているのです。

> "市販のペットフードの承認は、
> 獣医学校時代からはじまっている。
> それはマーケティング戦略だ！"

　獣医師はよくクライアントに「食卓にある食事を犬に食べさせないように。それをすると重病になったり死んだりすることがあります」ということがあります。獣医師のアドバイスにしたがってペットの飼い主の多くが通常陥る言葉であり、プレッシャーでもあります。では何がよいのでしょうか？

では、獣医師たちはどのような「食卓での食べ物」を食べているのでしょうか？

ファスト・フードか科学的に考案された食事か？

　市販のドッグフードは「大衆の食べ物」であり、それぞれの犬が必要とする食事として考えるには、十分な特性を持っていません。犬はその種類によって違った栄養を必要とし、毎日、毎月、毎年同じドッグフードを食べ続けることで満たされるものではありません。ただし「科学的」という言葉は、これら市販のフードを売るための文章に非常によく使われていますが、これらの食物はすべての種類の犬や気候、あらゆる種類の健康のレベルにおいてテストされたわけでもないのです。テストは二重盲検法ではなく、しかも3ヶ月以上は継続されていない状況に基づいて行われています。これでは科学的とはあまりいえないでしょう。

　これらの「テスト」には、比較するのに必要な、そして最適であるほかの多くの食物を含んでいないのです。食物の栄養面において科学的な主張はなされていますが、彼らは食品に無機化合物、農薬や有毒な化学製品[*1]の存在を見つけるための検査はしません。知らず知らずのうちに、ペットの飼い主はペットに高価な、そして結果的には害のある「ファスト・フード」を与えてしまっているのです。その食物は手早くて、簡単で、便利です。それ以上に、家で作ることができるもの以外にどんな餌があるかというと、選択できるものが少ないのです。

　我々アメリカ人は「ファスト・フード」国民です。過食、かつ栄養不足です。市販のドッグフードはビタミン、ミネラル、プロテインや米国飼料検査官協会（AAFCO）[*2]が推薦する毎日摂取すべき脂肪の最小限の量を保証しているにすぎません。犬はそれ以上の

栄養が必要なのです。

市販のドッグフードの「材料」は新鮮でも健康的でもなく、家庭で使うことができる生肉や生魚や生野菜、全穀物、卵、ヨーグルト、チーズなどとは比べることもできません。

ほとんどの市販のドッグフードは、健康の最適条件の標準以下です。たとえば、自分が「栄養エナジー・バー」をご飯として、毎週毎月何年も食べ続けていることを考えてみてください。おわかりになりますか？　これら推薦されている、市販の食事において、その範例（パラダイム）から不足しているものは、多種性、多様性、質、新鮮さ、個性と食事を作ってあげるという愛情なのです。

ドッグフードの会社なしに、いったい何千年もの間、犬はどうやって生き延びてきたのでしょうか？

 ## 「ナチュラル」な市販のペットフード？

過去10年において、「ナチュラル」や「ホリスティック」ということをうたったペットフードが世間で非常に取りざたされました。一般的にこれらには添加物や害のある保存料の使用量は少ないと考えられています。獣医師の中にはこれらのドッグフードを推薦している人もいますが、ほんとうにこれがよいのでしょうか？　どのくらいこの食事が健康的であるかは、どれくらい新鮮で質の高い材料か、また、だれがこのレシピの成分を決定したのかにもよると思います。人間用の食材であるか、動物用の食材であるかの等級の違いは、ペットの健康においても大きな違いを生じさせるものです！　いずれのブランドのドッグフードを買う前にも、下記のことを判断してみてください。

- 肉はいったいどこで生産されたものか？
- 誰がこの食物の成分を考案したのか？
- 材料が有害でないか検査されたのか？
- 賞味期限はいつなのか？

いったい何がその食物に入っているかをどうやって知ることができますか？　ペットフードのリコールによれば、たとえ有名な「ナチュラル・ブランド」のペットフードであっても化学薬品を含んでいるのです。

> "商業的に処理をされたペットフード業界のこの崩壊は、
> 我々みんなに警告を与えます"
> 〜マイケル・Wフォックス博士[*3]
>
> 獣医学博士、理学博士、獣医外科ロイヤル・カレッジ会員

　ペットの飼い主は自分たちで、栄養に関して十分な哲学を持つ獣医師と一緒に、より優れた回答を探すという、宿題をこなさなくてはなりません。経験豊かな獣医師の指導があったとしても、あなたが使用している市販のペットフードがどこで生産され、どのような材料を使って、どのように製造されているかをもっとよく調べる必要があります。そしてそのペットフード会社の誠実さが、ペットフードの健全性へと導くことができるのです。すべてのナチュラル・ブランドの商品の材料と製造方法が同じ質とは限りません。

　「有機」という言葉の定義をめぐる論争はあるようですが、市販のペットフードにおける有機ブランドは、価格は安くはありませんが、おそらく今のところ一番よい選択だろうと私は思います。ほとんどの「ホリスティック」ブランドの食品は、化学薬品による防腐剤を使用しておらず、品質は長くは保てないかもしれません。腐ったり、古くなった食品は身体によくありません。いったんこれらの食品を開封したら冷蔵庫に入れて保管するか、家の中の涼しいところに、プラスチックの容器に入れて保存するようにします。

　ドライフードの多くは高炭水化物を含有しているため、太りすぎになる犬が多くいます。ドライフードの量を減らし、生卵やオメガ3フィッシュ・オイルを加えたり、海草(ケルプ)や葉野菜からミネラルを取るようにすれば、食事のバランスが取れて代謝性の問題と肥満を防ぐことができます。ドライフードを食べている犬は、余分なカロリーを燃やすために通常以上に運動をする必要があります。高齢犬がもし「ドライ」な餌を食べているのであれば、水を多めに飲む必要があります。腎機能を向上させるカリウム(パセリ、アボカド、ヤム芋)を多く含む野菜とハーブと酸化防止剤(冬虫夏草、COQ10)を加えないと、犬の中には失禁状態になるものもあります。これは「ナチュラル」であってもそうでなくても、いかなるブランドのドライフードにおいてもいえることです。

　市販のナチュラル・ブランドの餌はいかなる品種や種類の犬を満足させることができるでしょうか？　答えは「ノー」です。それぞれの犬がどのようなものを個々に必要とし

ているかということを基本に考え、健康的でバランスの取れた最適な栄養を取るためには、新鮮な野菜、生肉、ミネラルと抗酸化物を食事に補給してあげる必要があります。

市販のドッグフードやその種のものには何が不足しているのでしょうか?

> " あなたの生命力に満ちた気＝特別なケアと
> あなたの愛を犬の食事の中に入れること "

考え方を変える
食べ物がどのように薬として使えるかを理解すること

最近では、健康的な要素を与えてくれる食品に大きな関心が高まっています。たとえば、「機能食」。そしてその結果として、人間用の多種のブランドの健康エナジー・バーや健康ドリンクがあります。「機能食」のコンセプトは、もともとは東洋から起こったもので、何世紀にもおいて伝統東洋医学の中心となる考え方でした。

1960年代には、ロシアの薬理学者であるI.I.ブレクマンは、食品またはハーブ薬に含まれ、非毒性薬理学的作用物質によって代謝反応を強化する「食物による薬」を医師は処方する必要があるという結論を出しました。彼はハーブ薬と栄養、ストレスにおける研究者のリーダーとなり、最適な健康を導き出すためのパラメーターをいくつも発見しました。

ブレクマンは、寿命が平均よりも高い文化圏を調査し、食物が不足する季節に野生動物が食べたものを観察しました。彼は、厳しい冬の状況でストレスを軽減して人間が生き残ることができる植物を発見しました。これらの食べ物やハーブは「アダプトゲン」と呼ばれ、シベリアニンジン（ウコギ属）や朝鮮ニンジン、イワベンケイ（ロディオラ・ロゼア）などです。

ブレクマンは、「アダプトゲンの父」として知られるようになりました。彼はストレスの多い状況において、身体を自然にサポートし最高のレベルで健康を維持するために、サプリメントと特別な食べ物で補給することは、弱点を強化するのに必要であると結論づけました。

機能的栄養介入（FNI＝Functional Nutritional Intervention）とは、病気やストレスが現れたとき、健康管理のために特定の細胞、組織と器官の生物学的活動を強化して、身体をサポートするために、食物・植物性薬品と自然の補助食品を使用することです。

　ストレスは環境や、遺伝、食物によって、または化学的に誘導されたり、自然における生態学的、天候、地形もしくは感情によっても引き起こされます。機能的栄養介入（FNI）は、寿命を延ばし、健康的な食べ物とサプリメントから質の高い生活を個々に向上させることを目的としています。

　なぜなら私たち人間と動物は、環境汚染やストレスを受けるので、抗酸化性の豊富な食品との適当な組み合わせによるサプリメント、ストレスに適応できる強壮ハーブと免疫機能の調節物質が、人間と同様動物にも長期において健康と幸福のサポートのために必要なものだからです。あなたの犬の食事に「ヒーリング・フード」を取り入れることで、ペットにとって特に必要なものを加えてあげれば、肥満、糖尿、心臓病や腎機能低下、皮膚病、がんなどの病気を予防することができるのです。

　この本における食物情報や料理方法は、ブレクマン博士と機能的栄養介入（FNI）のコンセプトを象徴するだけではなく、35年以上に及ぶ動物の栄養生態学、人類学、進化、伝統東洋医学の研究、そして私の犬と私のクライアントの犬に食事を与える個人的な経験と観察におけるその集大成といえるでしょう。

　次の章では、「市販のドッグフードが出回る前、犬たちはいったい何を食べていたのか？」という質問の答えを検証してみます。

参考文献と注釈

*¹ なぜ市販のドッグフードがあなたのペットに害を与えるかということについてもっと詳細を知りたい方は、アン・N・マーティンの著書 "Protect Your Pet"、あるいは日本語に翻訳されている「食べさせてはいけない！ ペットフードの恐ろしい話」（白楊社、2003年）をご覧ください。

*² 米国飼料検査官協会（AAFCO＝American Animal Feed Control Officials）の組織に属しているのはNational Grain and Feed Association, Pet Food Institute, American Feed Industry Association, National Cattlemen's Beef Association, American College of Veterinary Nutrition, National Oilseed Processors Association, National Renderers Association, Animal Protein Producers Industry.

*³ 著書 "Eating with Conscience", "The Bioethics of Food & Killer Foods", "What Scientists Do to Make Food Better Is Not Always Best"。マイケル・F・フォックス博士著、New Sage Press, Troutdale, Oregon,1997

第2章

人と犬の出会いと長い歴史

> "何千年もの間、人間と犬は一緒に狩猟をし、
> それを分かち合って食べていたのです"
> ~イホア・バスコ博士、獣医師

　この章では、この本でご紹介するレシピの理論のいくつかについて、述べたいと思います。「犬の食事」をホリスティックな立場から見るよりも、以下の問題について考えてみましょう。

1.「市販のドッグフードの会社が存在する以前、犬はいったい何を食べていたのか?」

2.「狼がチャウチャウのような小さな犬にどのように変化していったのか?」

　犬科は、足の短いダックスフンドのような狩猟犬から、足の長いタテガミオオカミまで、サイズと比率において異なる34の種の多様なグループから成り立っています。

> "アメリカ国内の犬は、ハイイロオオカミにとても近い種類です。
> そして、多くても0.2％のミトコンドリア配列による差のみです[*1]"
> ~ロバートK. ウェイン博士

オオカミの身体的なサイズ、形と構造がより小さく、あるいはより大きな種に変わっていったかの主な要因は、物理的な環境（地形と気候）への適合と、居住場所で得られる食物の種類によるものでした。

　この形態学的な多様性は、自然史の多様性と一致しています。犬科は、世界中の温暖な熱帯森、サバンナ、ツンドラと砂漠に居住しています。さらに、犬は一般に理解されているよりも、幅広い食性があります。彼らの食事には、多くの野菜と昆虫類が含まれています[*2]。

　人間と一緒に暮らして家畜化される前に、特定の季節（気候）に、野生の犬（オオカミとオオカミの混血、そしてジャッカルとキツネ）は、彼らが住む地域で見つけることができたものを食べていました。また、オオカミの中には、食物を探して何百キロも旅をするものもありました。

　彼らが食した幅広い食物は、ウサギ、ハツカネズミ、ドブネズミ、ホリネズミ、アンテロープ（レイヨウ）、豚、トカゲ、蛇、昆虫、魚、貝、蟹、鳥、野生の鶏、七面鳥、鴨、卵、多種の草、根、木の皮、地衣（菌類）、コケ、マッシュルーム、花、土、ほかの動物の糞便など。

　家畜化されたあと（1万年から3万年前）、原始時代の狩猟者たちは一団となって、犬を使いながら大きな動物を獲っては、肉を得ていました。野性の馬、鹿、ホリネズミ、象、バイソン（大型の牛）などです。狩猟したすべての肉を人間が食べたわけではなく、残ったものをオオカミ犬に分け与えていました。これらの犬は、足が速く持久力の高いハンター犬として進化し、赤い肉のタンパク質を主に食べていました。その結果として、人間と犬は、その見かけや頭蓋の大きさなどが変化しはじめたのです。

　古代エジプトでは、狩猟の目的で犬を大切にしていました。選ばれた品種と食事によって、身体はしなやかで、スリムで遠目が利き、足が長くてサルーキ犬や今日のグレイハウンドのような姿となってゆきました。紀元前1400年にペルシアで、戦争のために犬が使われたとき、犬は戦利品である人間の頭を戦場で食べていました。

　これらの犬は強さ、大きさ、攻撃性において優れたものが戦争文化において、もてはやされました。モロシア犬、ラコニア犬、グレートデン、マスティフはこれらの軍用犬から進化したものです。

その他の文化においては、鯨、アザラシ、寒流魚などを狩猟することもあり、この文化における犬は、これら狩猟の残骸のほかにハツカネズミやドブネズミ、草そして地衣をあさりました。高脂肪と高タンパク質の食事で生き延びているために、これらの犬は非常に大きくてがっしりとした体型で、毛も長くて多く、寒い中でそりを引くのにも適し、家畜からオオカミをも守ることができました。マラミュート、アラスカン・ハスキー、サモエドなど多くの種類がこれらの地域で進化しました。

約1万年前に農業がはじまったことで、犬は料理されたトウモロコシ、サツマイモ、ジャガイモ、小麦、豆と米の残飯を食べるようになりました。これらの初期農耕時代には、今までの犬と共に小型犬も育ってきました。それは動物のタンパク質を今までのように多く取ることなく、野菜をもっと食べるようになっていたからです。彼ら農耕民族は、冬のために食物を貯蓄することで、狩猟をしながら場所を移動しなくてもよくなったのです。そのために小型犬は、ネズミなどの小さな齧歯(げっし)動物を捕獲するために足が短くなり、長距離を走らなくてもよい体型になっていったのです。テリア種の犬は齧歯動物が収穫物を食べないようにするために進化し、倉庫を守り、人々に敵が来ることを警告したりしていました。今日のチャウチャウはたぶんこの種のグループの犬から進化したものだと思われます。

数千年もの間餌として食べてきた「自然食」を、どのようにして今日の市販のドッグフードと比較することができますか?
　比較なんてできません!

かつてヨーロッパでは(キリスト時代)、犬はエジプト人と「ペイガニズム(自然宗教)」と関係があるとされていました。そして唸り声が人々を恐怖に陥れるので「悪魔」と考えられていました。また、ゴミや死体(伝染病死者)、腐った死肉を食べていたため、その人気は急落してゆきました。修道院、王と貴族だけは、彼らの民衆と狩猟のために犬を飼い続けました。

のちに(16世紀-19世紀)人間は犬を所有することで、生計を改善することができるということから、よりよく理解と認識を示しはじめ、犬は家族の重要な部分になりました。17世紀ごろ、イギリスとヨーロッパにおいて、犬は家庭において番犬、仲間、保護者、狩猟、散歩の同伴、スポーツ猟犬として特別な地位を築きはじめたのです。高価な犬の所有者は、品種に特に注意を払って食事にも気を使うようになりました。

「家」もしくは「膝の上」で犬を飼う喜びと特典は、かつては特別なことでお金持ちか貴族でないとできないことでしたが、一般にも普及し、時代とともに人間と犬との関係がどんどん発展していきました。これらの犬は家族にとって非常に近くて親密な存在となってゆきました。そして犬は人間が食べるもの、もしくは料理された残りの食べ物を（残飯）食べるようになっていったのです。

人間は違う目的のために犬を飼いました。狩猟、牛の群を追う、保護、番犬、戦争、警察との仕事、家畜を運ぶためのそりやカートを引く、病人のためのヒーラー、盲人のための介護、スポーツ・イベント（マスコット）、友達、捜査と救助、食用。

人間の特別な要求を満たすために、犬は「人工的に選ばれ」て交配され、人間の大事な目的のために特別な食べ物を与えられたのです。違った大きさの犬が作りだされ、世界中の違った文化の中へと取引ルートが開かれたのです。そしてこれらの犬は売らたり、交換されたり、または好みの性格の犬ができるように品種の掛け合わせをされたりしたのです。

気候の影響と食物有効性の地理学

気候や地理の影響において、人間と動物にとってどのような食べ物が望ましいかを考えるのはとても重要なことです。千年紀から千年紀へと気候が変わるとともに、土地の状況も変わってきました。よって何が生育でき、実り、生き残り、動物が食べることができるかも変化してきたのです。動物や人間の民族の絶滅に及ぼした主な原因があります。1万年から1万5千年前の犬が、家で飼われていたもっとも初期の犬であったとされています。これらの生き残りの多様性は、異なる時代と場所で複数の家畜化の状況を示しています。

気候と地理は、餌食動物と彼らを支える生態系の生息地に大きく影響しました。長い旱魃（かんばつ）は、動物が餌としていた植物を枯らして、水源は干上がり、ガゼル、鹿、バッファローとより小さな動物たちが次々に死んでゆきました。氷河期には、今までと異なる環境から起こるストレスの中、人間と犬は生き延びなければなりませんでした。違った土地や異なる天候や気候の中、人間や家畜はいったい何を食べていたのでしょうか？ 砂漠に住んでいる動物は、その場所の気温に合った食べ物を摂取していました。人間も犬も生き延びるために彼らが住む温暖な環境を受け入れていたのです[*3]。彼ら

の生存率は普通の状況で必要とするのとは違った栄養と、彼らの肉体の要求を満たせる食べ物があるかどうかにかかっていました。

" 食は人なり "

—中国の故事—

人間や犬が摂取するタンパク質、炭水化物、果物、野菜やミネラルの量や種類は、何世紀にもわたって人間や犬を生物学的(DNA)、形態学的*4に変化させた気候や環境に作用されながらも、摂取することは可能でした。人間の人種の違いやオオカミや犬の種類の違いは、このような気候や環境の中で進化を遂げていったのです。肉体的に生きのびるために、細胞内のDNAをどのように変え、そして何をどのように食べたのでしょうか。犬は、そのような歴史上の時代のDNAの記憶を身体の中に今もなお組み込んでおり、彼らの身体は生き延びるためにはどのような食べ物をオプションとして食べるべきかという「参考」となる情報を持っているのです。

古代中国とインド

何千年も前、古代中国とインドの東方文明は、ヒーリングと食物栄養においては世界中のどこよりも進歩していました。修道士、呪術師、漢方医、ヒーラーや僧侶は自然を観察し、植物や食物を研究し、どのような効果が刺激を与えるかを実験していました。この何世紀にもわたる知識から、いくつかの概念もしくは「生き延びる手がかり」と、健康な人生を送るということは、犬の餌に関しても同様に進化しました。みなさんの中には「地元の産物を食べよう」という言葉をお聞きになった方がいらっしゃるでしょう。「地元産のものや季節のもの」を食べるという概念は、伝統東洋医学やアーユルベーダにおいてしっかりと根づいたものなのです。

次の章「東洋からの食の英知」では天候の変化とともに、あなたや犬の食事も変えることがどれほど大切かについて述べています。これはみなさんが自然とともにバランスよく過ごせ、病気になるのも防ぐことができます。人間や動物がある季節の変化の間に病気になるとき、食事療法は身体を強くし、天候によってもたらされる不具合に対抗できるのです。このように食べ物を薬として用いるということは、ある種の症状を癒すのにとても効果のある概念なのです。

たとえば、あなたの犬が冬になると関節炎を発症するとします。肉を生姜といっしょ

に料理して与えると、血液循環がよくなります。生姜は消炎剤の成分も含んでいるので、痛みもやわらげます。ほかには、あなたの犬が慢性の皮膚疾患を持っていたとします。特に夏になると悪化します。キュウリ、スイカ、トマト、ナスと魚など身体を「冷やす」食物を与えると炎症が減少し、高温の生活も受け入れやすくなります。

 ## この章のポイント

- 進化を通して、人間や犬は生き抜くために多くの試練を受け入れてきました。
- 人間と犬は自分たちの生理機能や形態を変えることにより環境に適合し、何世紀にもわたって人間も犬も一緒の食事をしてきました。
- 犬が住んだ場所の特徴（土、水、植物、動物）と気候は、彼らが何を食べるかに影響を及ぼしました。
- 犬が持つ症状を抑えるために薬を使うかわりに食べ物を薬として使用することで、問題の根底にも働きかけ、環境に犬を適応させることができます[5]。

参考文献と注釈

[1] ロバートK.ウェイン博士：著書"Molecular Evolution of the Dog Family". 有機体生物学、生態学＆進化学部、米国カリフォルニア州、UCLA（カリフォルニア大学ロスアンゼルス校）。

[2] ロイドM.ウェント：著書"Dogs, A Historical Journey"、"The Human-Dog connection Through the Centuries"、Howell Book House, New York , New York, 1996.

[3] 参考文献："Eating with Conscience", "The Bioethics of Food & Killer Foods", "What Scientists Do to Make Food Better Is Not Always Best", マイケルW. フォックス、ACRES USA, 2008.

[4] 形、姿勢、大きさ、毛皮の厚み、色、歯、かぎ爪など。

[5] I. I. ブレクマン、著書"Man and Biologically Active Substances", "The Effect of Drugs", "Diet and Pollution on Health", Pergamon Press, Oxford, England, 1980.

第3章

和食
東洋からの食の知恵

静寂さ、調和、そして
心を料理の準備に付け加えましょう。

　西洋文化において食事をすることは、あたりまえのことのように考えられています。自分たちや犬のために食事を用意するのも、材料を選んでどのように作るかくらいにしか考えていません。しかし食べるということは、味わい、お腹を満たす以上のものなのです。

　日本語で「和食」とは、栄養的にバランスが取れているというだけではなく、美の融合も含んでいるのです。それは古代の中国医学と仏教に根ざすものです。「和」という言葉は平和、調和と優しさを意味します。「食」は料理という意味です。和食は、食べ物の質と食事をする人の意識に影響を与える5つの基本[*1]とともに用意されるものなのです。

1. **五色(ごしき)**
   赤、黄色、緑、黒、白
2. **五味(ごみ)**
   塩味、酸味、甘味、苦味、辛味

3. **五法（ごほう）**

    煮る、蒸す、揚げる、焼く、生

4. **五感（ごかん）**

    見かけ、匂い、味、舌触り、音

5. **五観の偈（ごかんのげ）**

    * 食事ができあがるまでに、その作物を作り出した自然や作った人、そして料理を作った人など多くの人の労力への感謝を忘れてはならない
    * 食事からエネルギーをもらい、それによって社会での自分の務めを成し遂げる
    * 食事は心の修行でもあるので、心を開いて食べる
    * 身体とともに魂にも食事を与えているという感覚を持つ
    * 食事によって自分の霊的な学びを得る

　私のレシピはこれらの重要な項目に沿うようにしています。ペットや家族のために料理についてもっと深めてみたい場合は、さらに研究されてみることをおすすめします。お薦めの著書は次の2冊です。"Japanese Light"キミコ・バーバー著、DK Publishing, New York,2006、"Washoku"エリザベス・アンドウ著、Tenspeed Press, Barkeley,California 2005.

　料理を作るときに歌を歌ったり、祈りをこめたり、静かな、あるいはインスピレーションを与えてくれるような音楽を聴いたり、すばらしいペットと一緒に過ごせることを神に感謝することで、心を開くという行為をすれば、そこに「スピリット＝精神」を加えることができるのです。

パートⅠ
陰／陽食物とその有益で元気になれる特性

　伝統東洋医学（TEAM）において、「食は人なり」という例えは、とても意味があると思います。何千年以上も前、インド、中国、韓国、東南アジアと日本のヒーラーたちは、ある食物は、独特の元気を与え、生理学的にも体に効果があることに気づいていました。私はマクロビオティックの食物哲学と伝統的な東アジアのフード・セラピーの原則を組み合わせ、そして犬、遺伝、年齢、体調、気候と地理的な条件をそれぞれ研究したうえで、料理方法を考えだしました。

西洋医学は、タンパク質、炭水化物、脂肪の量などの数量に焦点を合わせていますが、東洋医学では、エネルギー論に基づく食べ物の質に焦点を合わせているのです。ニ・フア・チン師によれば、中国の栄養は、食品のエネルギー的な特性がどのように身体にバランスをもたらすかに焦点を置いているそうです。中国の栄養においてはバランスがポイントとなるのです。

> 食事は現在の個々の状況に
> 合わせたものを摂取すべきです。
> 過度なことはやめて、
> 基本であるバランスの取れた状態に戻すことです
>
> 〜ニ・フア・チン師

　マクロビの食事とは食事の哲学で1960年代にヒロシ・ジョージ・オオサワによって日本で唱えたれたものです。彼の生徒である久司道夫と村元騰は1970年代にその哲学を西洋諸国に広めました。

健康的な食事（人間）のための
マクロビの基本原理とガイドライン

- 全粒の穀物（脱穀されたものは使わない）と、可能な限り新鮮な有機野菜を食べる。
- 地元で生産されたものを食べる。近海で採れた魚、自然に実った植物など。野生の動物は、生き延びられる環境の中で、土壌と気候が生育を促した食べ物を食物として摂取している。自分が住んでいる場所で生産される食物を食べることは、品種の生存を助け、適合と進化を促す。そこにあるものを受け入れて進化することを支える。地元で生産された食べ物には「薬効」があり、私たちやペットに与える食べ物のいずれにも、身体の内側と外側にエネルギー的な効果がもたらされる。
- 食べ物には化学物質が含まれていないことが大切である。ブレクマンは動物と人間の身体における食べ物と化学物質の相互作用について研究を行った。摂取されたどの食べ物と化学物質も身体に影響を及ぼすが、合成物質は生体システムを弱め、退化[*2]させる傾向にある。
- 多種の海草と野菜を与えると、食事に不足しているミネラルを補うことができる。

陰の状態のための陽の食事と、陽の状態のための陰の食事

伝統東洋医学の医者の多くは、体内にある陰陽のエネルギーのバランスを保つ特別な特性を持った食べ物を薬と考えていました。これらのエネルギーは内臓の機能と健康的な生活を高める効果があります。これらの陰陽の一般的な性質を使って食べ物をカテゴリーに分けることは、どのような食べ物が患者の体調のバランスを取り戻せるかを判断する材料になります。

陽の状態
- 急性の熱や感染
- 膿瘍、血液の感染
- 肝臓疾患（肝炎）
- 怪我
- 関節の腫れを伴う関節炎（骨髄炎、ライム病）
- 急性湿疹、バクテリアや菌類の皮膚の感染、湿疹
- 注意欠陥・多動性行動、攻撃的、動揺

陰の状態
- 慢性の熱
- 貧血
- 糖尿病
- 腎臓機能低下／失禁
- 慢性の変性性関節炎／腰と膝が弱い
- 乾燥肌
- 全身虚弱
- 慢性の胃と消化器系病
- 肥満、無気力、甲状腺機能低下

一般的に、陰の食物要素は卵、牛乳、白キクラゲ、白いマッシュルーム、アサリ、豆腐や野菜、海草、小麦など、穀物のタンパク源に含まれています。食物をゆでたり、発酵させたり、もしくは食物に酢を加えるともっと陰の食物になります。

陰の食物は「潜＝鎮静」もしくは、体内の過度の陽の要素のバランスを取るための処方とされ、細胞液と血液の生産を助長します。自然界では、すべての食物は陰と陽の要素をなんらかの状況で備え持っています。フード・セラピーの目的（機能的栄養介入＝FNI）は、エネルギーのバランスを取り、病気が起こったときには混乱状態になる犬の内臓のシステムに「調和（ハーモニー）」を取り戻します。

どのようなことが食べ物を陰にするか

- ゆでた食品
- 発酵食品
- スープ、ジュース
- 冷たい／冷蔵する
- 砂糖
- 生の食品（肉や野菜）
- 野菜、緑野菜、小さい魚
- カリウム
- 海草
- 草を餌とした牛、小羊、豚

　一般的に、陽の食事はタンパク質を含んでいます。牛、羊、鶏、豚、内臓（心臓、肝臓、腎臓）、海の魚（メカジキ、サメ、本マグロ、サワラ、ウナギ）、七面鳥、ウサギ、カンガルー。

　短い時間に強火で料理をすると（両面焼く、直火で焼く、中華鍋で炒める、油で料理する）、食物を陽にします。陽の食物は若い成長期の犬や虚弱で、貧血や寄生虫がある犬、あるいは手術から回復中の犬に与えます。肉や陽の食物を与えすぎると、「過激に活動的」になったり、血圧が上がったり、胆嚢や肝臓に負担をかけ、犬を攻撃的にしてしまいます。

　陽の食物は、陰の食物とバランスをとって摂取すべきで、抗酸化性が高い野菜（色は、濃い緑か黄色、オレンジ、赤、紫などのもの）に含まれています。

どのようなものが食べ物を陽にするか
- 網焼きにしたり、直火で焼いたりした食物
- 市販のドッグフード（高熱で処理されたもの）
- 脱水、乾燥させたもの
- 圧力をかけて調理したもの
- 塩漬け
- 肉、動物性食品
- タンパク質

どのような材料のものを食べさせるかを決めるには、犬の現在の健康状態を見て、それによってペットの体調のバランスが取れるものを選ぶとよいでしょう。

内臓システムに有益な食物

西洋医学で見落としているのは、食物のもうひとつの成分や品質が、病の状況を癒やすという、その特性です。試行錯誤と観察を何百年と繰り返し、伝統東洋医学では、衰弱して機能していない内臓をサポートするために食物を使用しました。次の食物のカテゴリーと、この本に載せてある基本的なレシピで、あなたの犬が必要とする食事を作ってあげることができます。

> 中医学の歴史は、古代中国の聖なる絶頂期から
> タオイズム（道教）と深い関係にありました。
> 占星術と風水とともにタオイズムは、タオ修道院での
> 研究における3つの要素に含まれていました。
>
> 〜ウィルソン・ピッツ、財団法人タオ理事
> The Journal of Traditional Eastern Health and Fitness.

心臓によい食物
牛の心臓、牛の腎臓、霊芝（キノコ）、黒カビ、寒流の海魚、アボカド、納豆、レンコン、柿、小豆、小麦胚芽油、オメガ3フィッシュ・オイル、グレープシード油、オリーブ油

消化器系をサポートする食物
鶏、鶏卵、牛か豚の骨のスープ、牛の胃、ゆでた牛か子羊、白米、ソバの実、大麦、サツマイモ、ニンジン、カボチャ、ナス、パパイヤ、ココナッツ・ミルク

肝臓によい食物
豚か子羊のレバー、イカ、卵、ウナギ、エビ、小豆、納豆、オメガ３フィッシュ・オイル、セロリ、ナス、シイタケ、冬虫夏草、ニガウリ、ダイコン、タンポポ、ビーツ

腎臓機能低下によい食物
鶏のレバー、卵、鴨、ウナギ、豚、子羊、ナマコ、味噌、シイタケ、冬虫夏草、もち米、小麦、大麦、雑穀、サヤインゲン、冬瓜、レタス、クレソン、小豆

パートⅡ
気候と季節の変化による食事

　私たちは愛する人や動物たちに食事を与えるということの、文化としての深い意味を失ったように思います。多くの人は味がして見かけがよくて、食欲を満たしてくれるものを食べます。食べすぎたり、病気になったり、体重が増えたときに、ダイエットの本を読んでみたり、テレビの人気トークショーの中に、望みと救済を見つけようとします。食物は、神への祈りや愛情以上に人間や動物を中毒状態にしてしまいます。

　獣医師は市販のペットフード業界の高圧的なマーケティング「宣伝」と、大学のときに勉強したタンパク質、脂肪、炭水化物、ビタミンとミネラルの量（質ではない）の動物性栄養についての数値における科学的な見解に、かなり影響されました。最近の世界的にリコールされた食品についてのみ、獣医師たちは動物性食品の成分の品質を疑っているのです。

　ペットの飼い主や獣医師は、ペットや家族、自分のために意識的に食べ物を選ぶということは忙しい生活の中で難しくなっています。この範例において、食物は材料、見かけ、味覚、安心、便利さの比率になってしまいます。でも食べ物は、これ以上のものなのです。

タオにおける古代の英知は、伝統東洋医学を通して時と共に恒久化されました。それによってタオイズムは食べ物がどのように、地球(陰)と宇宙(陽)の影響力によって我々の身体に影響を及ぼすかなど、食物をもっと理解する新しい次元への扉を開いたといえるでしょう。食べ物は薬です。動物が環境的なストレスまたは気候的な変化に適応するのを助けるのに役立つのはどの食事であるか、そして生命力(血、気、湿気)を高めることによって、「内なる環境」のバランスを取り栄養を与えるのはどれであるかを理解すればよいのです。

 ## 自然に戻る

　地球(母なる大地)は陰であり、それはその大地の土と海からの栄養物に頼って生きる生命を生み出しているのです。植物は土、空気と水によって栄養を与えられ、分解されるかもしくは動物に食べられ、消化されて排出し、ふたたび土を肥やすための栄養となるのです。「サイクルの創造」は、このように何度も繰り返されるのです。

　動植物は進化し、そして生息する領域の地理状況により育てられ生き残ります。気候と季節変化にかなりの影響を受けるようなシステムにおいて、バランスと調和を取っています。何千年もの間生き残り、成功するために、人間と動物は四季折々に違ったものを食べることを学びました*3。母なる自然が変化し進化する過程(陽)で、食べるために必用なもの全部を与えられてきました。

　動物と人間は彼らの居住する場所に実り茂ったものを食べていました。彼らは旬の物(植物や動物)を食べていました。古代、進化した人間と飼い犬は、何が彼らの健康を維持し、何が住んでいる地域にはないのか、1年間の季節の変化で何をどのように得られるかを学んでいったのでした*4。天候が厳しくなると、食料源も乏しくなり、動物と人間は生き延びることができるだけの食物が得られる地域へ移動したのです。そしてその新しい地域に適応するために、彼らの肉体や形態は何世紀*5もかけて変化して行ったのでした。

　何千年も前に生きた原始人は、植物の成長サイクルと食料源の移動パターンに密接な関係があることを現在の人間よりもよくわかっていました。私たちは食べたいと思う、すでにパッケージになって製造されたものを買うために、このような実社会のパターンから離れていってしまいました。

四季の変化と天候の影響

　伝統東洋医学(TEAM)では、天候は風、熱、湿気、乾燥、または寒さから特徴づけられ、それぞれが単独、あるいは組み合わさることによって現れると考えていました。天候におけるこれらの変化(特に突然、激しく、長く)は、それに適応することができるようになるまで、身体を弱める季節的なストレス源となります。このような天候の変化が厳しいものであったり、突然起こったりすると、体内に不協和音を唱えて病気を引き起こすことがあります。病気がすでに進行中であるならば、天候の変化はより深刻な状況を引き起こすかもしれません。これらの特徴描写は、外的な環境を記述するだけではなく、すべての生物体内の代謝環境を記述する場合も用いられます[*6]。

　それぞれの天候パターンは、違った病気のパターンを引き起こします。たとえば、風の強い天候では、頭、首、筋肉を移動する痛みを伴う風邪やインフルエンザにかかることがあります。風は、寒さ、熱または湿気と組み合わさることもでき、身体は熱、寒け、発疹またはホットスポット(急性湿疹)などの、不協和音を引き起こすこともあります。

 ## 熱、風と乾燥

　風が乾燥や熱と組み合わさったときに引き起こすそのほかの症状は、皮膚の過敏症と発疹です。熱と風が一緒になると、身体に炎症をおこし、目にかゆみや痛み、耳の炎症、かゆみのある発疹、みみず腫れ、動物の肌や身体の背中部分に起こる皮膜の乾燥などが発症しやすくなります。

　伝統東洋医学では、喉のかわき、乾燥、便秘、排尿の困難、不穏状態、赤い舌、過呼吸、早い脈などの生き物に起こる症状は、体内の熱が不協和音を起こしていると考えます。西洋医学では、炎症、感染と脱水と関係があると考えられています。熱に繊細な犬が市販のドッグフードを食べ続けている場合、夏の暑い時期になると「乾燥した発疹」が背の部分(頭、顔、首と背中)に出たり、耳の感染症や尻尾を噛んだりします。夏の気候は、皮膚、耳、目と心臓の炎症を悪化させてしまいます。

　身体の慢性の乾燥は、乾燥肌、髪の乾燥、爪の乾燥、便秘、排尿回数の減少を引き起こします。体内の熱は、肝臓(気の停滞)や心臓(陰の不足)の症状である、震え、発作、「心臓発作」を引き起こします。肌と耳の「症状」は、獣医師が夏によく見かけるもっと

も一般的であり、不快な症状です。耳熱と湿気に起因する耳の感染症では普通は濃い、化膿した浸出液が出るのは耳道の奥ですが、熱、風と乾燥に関係した耳の疾患は、外部の炎症、乾燥、皮膚薄片剥も引き起こします。

伝統東洋医学(TEAM)の処置方法は、熱(そして、風)を分散させる方法を取り、鍼、ハーブと食物で湿気を増やすようにします。これは冷却および湿気を与える食物を利用しておこなわれます。

 ## 熱と湿り気

熱は上がるのに対して、湿気は身体のもっとも低い部分に沈み、それはちょうど地球の地形のもっとも低い部分に水がたまるのと同じです。葉腋(腋の下)、鼠蹊(そけい＝足の付け根)、もしくは生殖器の部分、足、耳、唇と首の下側に腫れ、浮腫ができたり、過剰な分泌液がたまってしまいます。体内では、これらの蓄積は、気、湿気と血の循環において「障害」を引き起こす詰まりを生じさせ、胆嚢閉塞、胆石、膵炎、肝炎と腫瘍を引き起こします。犬は血液の中の毒素の状況により「ホットスポット(急性湿疹)」を引き起こすこともあります。

暖かい天候と湿り気(雨、湿気)の組み合わせは、内部の熱(肝臓と胆嚢)と湿気(脾臓)を促進する市販の餌を与えることによって、痰と粘液の過剰分泌、水分貯蓄、極端な浮腫を引き起こすこともあります。夏に関節炎を起こす犬は、通常足根骨、手根骨部とひじの関節部分に熱、腫れ、痛みを感じます。

動物は鈍く、油っぽくて、臭く、重くて、無気力に見え、腫れや黄色のベタベタしたコーティングをされたような、紫っぽい舌になり、そして同時に併発するほかの症状としては、堅脈(緊張の強い脈)、あるいは滑脈(早い脈)／濡脈(浮いて細く、やわらかい脈)、数脈(かなり早い脈)が見られます*7。

足を噛んだり耳を掻いたりするのは、腹部の皮膚や脇の下、性器付近に慢性のイースト感染症と化膿感染症を引き起こしている動物に一般的に見られる症状です。患者の中には湿った「急性湿疹」が突然できたことを訴え、紋切り型の診断をする獣医師であれば「ブドウ球菌感染症」という診断を下すことが多いです。

湿気熱症候群が引き起こす、そのほかの症状は、下痢、膵炎、膀胱炎、膀胱結石、胆嚢炎、胆嚢結石や沈殿物、膣炎と前立腺炎です。

私たちは治療と栄養計画（この章の内容範囲を超えて）について具体的に語る前に、次の点を考慮する必要があります。

1. **現在の外的気候の環境**
   - 湿気、風、乾燥を伴う熱
   - 風、湿気、乾燥を伴う寒さ
   - 強い風、湿気や乾燥をともなう穏やかな天候
2. **現在の患者の体内の環境（現在のペットの状況）**
   - 欠陥がある（貧血、肝臓や腎臓の機能低下、消化不良、栄養のバランスの崩れ、虚弱）
   - 過剰な症状（肥満、脱水、炭水化物と脂肪の与え過ぎ、皮膚からの浸出液、じっとりとした耳垢、涙腺の様態、強い油臭、寄生虫、しこりとその拡大）
   - 陰の症状 - 甲状腺機能不全、無気力、やわらかい塊やしこりができる、頻尿、温かさを求める、消化不良、慢性病
   - 陽の症状 - 熱、嘔吐、興奮、攻撃的、高熱を伴う深刻な病気、うっ血、多量の体液などの浸出
3. **現在の食事、サプリメント、ハーブ**
4. **品種、年齢とライフスタイル**

一般的な治療は、鍼治療、ハーブ、食品を用いて熱や湿気を分散させることが多いです。

伝統東洋医学（TEAM）システムおける、薬としての食物の仕分け

鍼治療や薬草による治療のほかに、食事も治療にとっては重要な要素と考えられています。天候や季節の変化にともなって食事を変えるということは、西洋医学では理解もできなければ認めてもいません。しかしこの考え方は非常に理解できることだと思います。伝統東洋医学（TEAM）のみが温かさ、冷たさ、ニュートラル／平性（温と冷の中間の性質）、暑さ、寒さなどの「自然」により食べ物を区別してそれを認めてきたのです。伝統東洋医学（TEAM）の医師は食べ物が身体に及ぼす質、味、エネルギー、セラピーの効果について研究をしました。よって数多くの体内の不協和音を予防し、治療するために食事を組み立てることができたのです。

寒い天候では、暖かい飲み物を欲しいものもいれば、暖かい食べ物を欲しがるものもいるわけです。もし寒さが乾燥をともなうものであれば、「湿気」も必用でしょうし、生き延びるために脂肪と炭水化物から高いカロリーを得ることができている場合、人間と犬は行動的でいられます。このような状態は、住民と犬が、一般的に肉や脂肪分の多い魚、アザラシ、クジラや動物性脂肪、そしてナッツとミカンなどの果実とともに干した野生肉のミックスなどのような、脂肪濃度の高い食事を得られるシベリアや北の地域の天候で見られます。陰である冬の厳しさのバランスをよくするために、彼らは陽の要素を持つ食べ物を食べます。

 ## 夏の天気に関する食事の注意事項

夏は、湿気（温帯、熱帯、亜熱帯）や乾燥（砂漠や乾燥地域）と組み合わされる熱をもたらします。時々、ストーム、ハリケーン、竜巻、サイクロンという風として現れます。一般的には、暑い時期には身体の状態（安定性）をバランスよく保つために、冷却された食品を「ニュートラル／平性」食品に追加する必要があります。熱を冷却することやその効果を中和するという目的で、冷却されたものか、保湿（砂漠地帯）または非保湿（湿気の多い地帯）のいずれかの食べ物を与えるようにします。

現在犬によく与えられている食事は、製粉されたビスケットによく見られる、乾燥もしくは調理され肉とまぜ合わせた調理済みの脂肪と、動物性脂肪から構成されています。これは体内にもっと熱をもたらし、夏の暑さの中ではペットはもっと不快になってしまい

ます。夏は、家において犬がもっとも皮膚疾患にかかりやすい季節でもあります。ペットの食事をよく吟味してみると、その食事が黄色ブドウ球菌、ノミやダニ（浸潤有毒熱）などの問題の大きな要因であり、悪化させる原因であることに気がつくことでしょう。市販のドライフード（陽）、脱水した食物（陽）、そして身体で熱を発する食物、たとえば大豆、ヒマワリ油、エビ、ウナギ、子羊、鶏、鶏のレバー、牛の髄骨、ターメリック、ガーリック、ローズマリー、バジルは避けましょう。

　一般的に、暑い夏の間、脂肪の少ないもの、未加工品、生肉（とくに乾燥した気候では）を室温程度の温度で与えたほうがよいでしょう。魚、卵、豆腐は、肉の代替品としても、また追加食品としても乾燥した夏の間にときどき使用するとよいでしょう。湿気の多い気候においては、乾燥した気候で使用する水分の多い食品が代わりに使われるので、その水分を解決する食品を加えなくてはなりません（巻末の表1の食品表p265参照とともに、巻末にある付録の夏のレシピのテンプレートもp259参照）。

犬の食事を作るときの一般的なルールの目安は次のとおりです

（それぞれの材料を1：1：1の量で使用します）
タンパク源（肉、卵、魚それぞれ別々に、もしくは合わせて）
でん粉（調理した全粒の穀物か根菜）
野菜（1/2の生の葉野菜、1/2の煮た、もしくは蒸したブロッコリー、カリフラワー、アスパラガス、カボチャなど）

　もっと若い、あるいは活発な犬には、この材料にさらにタンパク質を増やし、高齢犬やあまり活発でない犬にはタンパク質を減らすとよいでしょう。もし犬が肥満気味である場合、でん粉を25％まで減らし、野菜を増やします（次のページの例を参照してください）。夏の間の約3週間、あなたが立てた献立どおりに犬に餌をあげたら、一度検査を受けて、もしまだ不調があるようであれば、鍼治療を受けさせたり、漢方薬を出してもらってください。

天候も生体の代謝には影響があります

　暑い天候の間（夏）、「寒性食」は生体の生理状態（安定性）にバランスをもたらします。これらの食事はたくさんの野菜と少なめの脂肪で作りあげることができます。魚と豆腐は肉の代替食品としてはおすすめです。

　寒い天候の間（冬）、「温性食」は体内にある脂肪を利用するときに必用です。これらの食品は炭水化物や脂肪に含まれています。

　この本のレシピは古代と現代の伝統東洋医学のコンセプトに基づくものです。これらは病気になったり、季節の変わり目の健康維持や、最愛の犬の質の高い生活を向上させるためにバランスを取り戻すように考えられたものです。

乾燥もしくは湿った/温暖な気候のためのレシピ例
魚と大麦

炊いた大麦	160g
イワシ（小さいオイル・サーディーン）もしくは ツナの缶詰（冷水ですすぎ、塩を取る）	200g
生卵	1個
ゆでたスクウォッシュ（カボチャ）	120g
葉野菜各種（小さく切ったもの）	150g
クロレラ、スピルリナ、ケルプ（なければ昆布）、好みでパルメザンチーズ（より好みの激しいペットに）	小さじ1/2杯

　生卵と小さく切った葉野菜をクロレラ、スピルリナ、ケルプ（昆布）、好みでパルメザンチーズとまぜ合わせます。それから魚と大麦、スクウォッシュをまぜれば完了！

〈摂取量の目安〉
上記は10-14kgの犬の2食分です。

温暖で乾燥した気候のためのレシピ例
豚肉と全粒雑穀物

豚肉	720g (さいの目切り)
鶏のレバー	180g
ハトムギ	100g
雑穀	70g
玄米	130g
ナス	45g
ブロッコリー	250g
ズッキーニ(ナス)	80g
セロリ	100g
トマト・ペースト	28g
水	1.8ℓ
ゴマ油	大さじ3杯

　まずゴマ油を熱し、豚肉の表面に茶色の焦げ目がつくまで焼きます。水1リットルを加えて沸騰させます。そこに残りの材料を加えます。火を弱め、すべての材料が浸る程度に残りの水を加えて蓋をします。ときどきまぜながら、米と大麦が炊きあがるまで煮続けます。活動的な犬であれば生卵ふたつを加えてよくまぜます。これを冷蔵庫で一食用の容器に入れて保存するか、もっと後で食べる場合は冷凍します。

〈摂取量の目安〉
巻末付録―J、p264を参照

温暖で湿気の多い天候のためのレシピ例
鴨と玄米

ゆがいた鴨(小さく切ったもの)	140g
皮をむいた生のキュウリ(千切り)	55g
切った生のアルファルファ	15g
蒸したブロッコリー(千切り)	125g

炊いた玄米（鴨をゆでた汁で炊く）	140g
生卵	1個

生卵とキュウリ、アルファルファと玄米をまぜます。鴨とブロッコリーをまぜ、そこに残りの材料を加えます。20分間冷蔵庫で冷やします（味がよく混ざるように）。

〈摂取量の目安〉
10-14kgの犬の2食分です。

温暖で湿気の多い天候のためのレシピ例
牛の腎臓（牛レバー）とブロッコリー

牛の腎臓（もしくは牛レバー）を切り分けてからお茶の中に1昼夜浸けておき、そのあとよくすすぐ	360g
ブロッコリー	250g
セロリ	100g
缶詰のタケノコ	55g
炊いたハトムギ	140g
炊いた玄米	70g
水	120mℓ
オリーブ油	大さじ4杯

中華鍋かフライパンで、オリーブ油を中火の強で熱し、牛の腎臓（牛レバー）を加えます。よくまぜながら5分間ほど炒め、水、ブロッコリー、セロリとタケノコを加えます。さらに5分間炒めながらよくまぜます。大麦と玄米を加え、まぜてから火からおろします。蓋を閉めたまま室温程度に冷めるまで、しばらく置きます。

〈摂取量の目安〉
上記は小型犬なら3-4食分です

寒い湿った風の吹く冬の気候

(中西部、温暖なゾーン、湖地区)

　寒さの中に身体をさらしているとき、身体に最初に起こるのが皮膚の「収縮」(鳥肌)と血管の「狭窄」を伴う筋肉の収縮です。エネルギー(気)/あるいは血の流れは筋肉の中で狭窄を起こすこともあり(引き金になる)、その周辺に痛みを共なうことがあります。

　同じく、動物においても代謝およびすべてにおいて寒さの中ではスピードが落ちてきます。身体は温かいものを求め、もしその求め具合が強ければ、身体の表面の寒さ(陰)を撃退するために熱を出す(陽)こともあります。これらの条件のもと、個々は血液循環をよくし身体の中に熱を起こさせるために「震え」をおこしたりもします。甲状腺機能低下のあるものは、とくに寒い気候には感じやすく、動作はのろくなるか無気力になります。

　伝統東洋医学では、「冷え」は生物の身体の中の環境を解説するためや、糖尿病や甲状腺機能低下、消化不良、嘔吐や下痢といったような病気についての解説のために使われます。寒さや湿った環境におけるそのほかの症状は、鼻づまり、涙目、首の痛み、軽い咳、透明か水のような、もしくは黒っぽい匂いのある膿、足先の冷え、水っぽい大便[*8]を含む下痢と腹痛などがあります。

　寒い湿った気候(特に風を伴う)は、筋肉を硬くし、発作を伴う収縮が起こったり、行動範囲が狭まるために犬の歩き方がぎこちなくなり、ベッドから出たがらないということが起こります。これらの影響を受けた筋肉を軽度な刺激のあるハーブのシップ剤やエプソム・ソルトを塗布しながらマッサージをすると筋肉の痛みを和らげ、柔軟性を改善させます。寒さ/湿気/風の組み合わせは関節炎を患う動物の症状を悪化させます。この理由で食べ物は温かく刺激のある、そして循環をよくする(血液と気の流れ)ものを用い、エネルギー的に整えてゆきます。食事にバランスをもたらすには、生姜、バジルやフェンネルなど温かい刺激を与えるものを肉、野菜などの冷却や陰と陽の中間の食物の調理に追加するとよいでしょう。

　冷たい食べ物やもともと冷たいもの(巻末表1、p265参照)、あるいは冷たいまま与

えられる食事(冷蔵庫から出したところのもの)は身体から熱を奪うので、大腸炎、喘息、関節炎、糖尿病などの病気を悪化させる可能性があり、高齢の動物は非常に不快感を持ち、身体が弱くなってしまいます。

寒くて乾燥していて、風のある気候
(ロッキー山脈、シエラネバダ山脈、ビタールート山脈など)

　寒さを伴う風は、体液の脱水(陰)を引き起こし、エネルギー (気)の減少は、「体内乾燥」と呼ばれる症状を引き起こします。長時間においてこの環境にあると、脱水症状を起こし、ついには体液にもダメージを与えてしまいます。動物は乾燥した割れやすい爪や荒れた皮膚、傷んだ毛という症状を発症します。そしてドライアイになって涙を流そうとするために、炎症や赤目(結膜炎)を起します。体内の乾燥は利尿剤や抗生物質を使い過ぎたり、利尿作用のある食物を摂取したときにも起こります。長引く下痢や頻尿(腎機能低下)は脱水症状とミネラルのバランスが崩れているときの症状です。これらの状態は「水分のある」食事やハーブ(食物のリストは巻末の表2、p266参照、冬のレシピのテンプレートは巻末の付録G、p259参照)を用いることで緩和することができます。

スパイスとハーブ

　スパイスとハーブは食べ物が傷むのを防ぎ、消化と吸収を助け、レシピに加えると冷たいもしくは平性(温と冷の中間の性質)の食事をもっと温かく、あるいは冷やしたり、水分を含ませたり、乾燥させた食事にすることができます。スパイスとハーブは、少量で準備している食事に熱効果を与えることができるので、少しで全体に大きな変化を起こすことができる作用の「トリムタブ」に例えられることもあります。もし用意したい料理のレシピが温かいエネルギーを満たし、湿気を減らすように考えられているのに、温かいエネルギーをもたらす肉と野菜が手元にない場合、少量のガーリックやバジル、生姜などを現在ある材料に追加するだけでもよい代替として利用できます。

寒い、湿気のある天候のためのレシピ例
牛肉&ブロッコリー

さいの目切りの牛肉のチャックロースト(固めの肩肉)	600g
さいの目切りの牛肉の腎臓(もしくは牛レバー) (一晩水につけこんだもの*9)	180g
炊いていない玄米	260g
ブロッコリー	500g
セロリ	100g
刻んだ新鮮なパセリか乾燥パセリ	大さじ1杯
生姜パウダー	小さじ1/2杯
ガーリック	1かけら
大豆油 (有機栽培のものを使用&もし犬が大豆アレルギーであれば、ココナッツ油を使用)	大さじ3杯
水	800㎖

大きなシチュー鍋に油を入れ、肉に焦げ目がつくまで炒め、そこにガーリック、生姜を加えて中火の強で5分間炒めます。牛の腎臓(牛レバー)を含むその他の材料を加え、沸騰させます(もし必用であれば材料が隠れる程度に水を追加します)。火を弱火にし、蓋をして約1時間、玄米が炊けるまで調理します。その間10分から15分ごとにかきまぜます。

〈摂取量の目安〉
巻末付録―J、p264を参照

寒い気候のためのレシピ例
鶏肉&米

刻んだ鶏肉(もしくは子羊)	480g
白米	320g
キャベツ	340g
ビーツかダイコン	200g
鶏の脂	60mℓ
乾燥シイタケ(高齢犬によい)	3つ
ガーリック	1かけら
新鮮な生姜	1かけら

大きなシチュー鍋で、鶏の脂身を入れて溶かし、ガーリック、生姜、肉を入れて強火で5分間炒めます。ビーツ、キャベツ、シイタケ、米を加え、蓋をして水を入れます。沸騰させてから、弱火にして蓋をします。1時間よく煮詰め、その間10分から15分おきにまぜます。

〈摂取量の目安〉
巻末付録—J、p264を参照

寒く乾燥した気候のためのレシピ例
子羊(豚肉)とヤム芋(サツマイモ)シチュー

さいの目切りの子羊(もしくは豚肉)	800g
さいの目切りのヤム芋(もしくはサツマイモ)	
有機野菜でなければ皮をむいたもの	400g
さいの目切りのジャガイモ、もしくはパースニップ(もしくはニンジン)	200g
切ったうすい豆	140g
切ったブロッコリー	250g
オリーブ油	大さじ4杯
ガーリック	1かけら
ローズマリー	小さじ1杯

チキンの野菜スープ..240㎖

大きな鍋か中華鍋で、油を熱し、ローズマリー、ガーリックを中火の強で1分炒めます。子羊（豚肉）、ヤム芋（サツマイモ）、ジャガイモかパースニップ（ニンジン）を加えで、5分間炒めます。中火にしてうすい豆とブロッコリーを加えます。5分間まぜ続けてから、スープを入れて沸騰させます。弱火にして蓋をし、30分間煮ます（ヤム芋、ジャガイモやパースニップが柔らかくなるまで煮ます）。

〈摂取量の目安〉
巻末付録―J、p264を参照

この章のポイント

- それぞれの食物は、正しく組み合わせて食べることで、身体のバランスを整えるそれぞれのエネルギーを持っています。
- 多くの食物は、内臓の一部をサポートする「ヒーリング」機能を持ち、病気を治癒するのにも使われます（機能栄養学的介入）。
- 陰の食物は乾燥肌、毛の乾燥、慢性の咳、腎機能低下、肝臓病、眼病、脱水などの高齢犬の症状を緩和します。
- 陽の食物は生命力や心臓の機能、免疫機能に関係する弱点を緩和するのに用いられます。
- あなたが犬に与える食物は天候、四季と地理（緯度）の違いにより、変えてゆく必要があります。

参考文献と注釈

[*1] 参考文献、リック・ラポインテ："The Way of Washoku"2002年6月9日付け、ジャパンタイムズの記事より

[*2] I. I. ブレクマンの著書、"Man and Biologically Active Substances"、"The Effects of Drugs"、"Diets and Pollution on Health"、Pregamon Press, Oxford, England, 1980.

[*3] 参考文献、ジェラルド・ダイヤモンド、「銃・病原菌・鉄：1万3000年にわたる人類史の謎」、倉骨彰訳、草思社（原書："The Guns, Germs, Germs and Steel：The fates of Human Societies"、W. W. Norton & Company, NY, 1999）．

[*4] 参考文献、Wayne, Robert, K.：著書"Molecular Evolution of the Dog Family

Manuscript" INSTITUTE OF ZOOLOGY, ZOOLOGICAL SOCIETY OF LONDON, REGENTS PARK LONDON, UK, NW1 4RY.

[*5] 参考文献、ジェラルド・ダイヤモンド：著書「銃・病原菌・鉄：1万3000年にわたる人類史の謎」、倉骨彰訳、草思社（原書："The Guns, Germs, and Steel：The fates of Human Societies"、W. W. Norton & Company, NY, 1999）．

[*6] 参考文献、Korngold, Efrem, L.Ac., O. M. D. & Beinfield, Harriet L.Ac."Between Heaven and Earth". Ballantine Books, New York, 1991.

[*7] 動物に取り組む伝統東洋医学の専門医は、頚動脈（下顎、橈骨、大腿骨の動脈）の感触と触診を通して特定の脈と血流力を測ります。これで得た情報は、患者の病状の深刻さや生命力レベルなどに反映しています。

[*8] 参考文献："The Web That Has No Weaver", "Understanding Chinese Medicine", Congdon & Weed, Inc. New York, 1983.

[*9] 腎臓を料理するときに、尿のにおいを消すには、まず腎臓を切って、冷たい流水にさらし、マイルドな緑茶にひと晩つけておくとよいでしょう。

第4章

さあ、レシピへの扉を開きましょう

ではレシピを作るときに考慮すべき食物について種類別に考察してゆきましょう。

 ## タンパク質

あなたがどのような獣医師から情報を得られているかにもよりますが、一般的に獣医師はいろいろな意見を持っています。タンパク質は、成長期にある健康な身体にはとても重要なもので、身体中、とくに筋肉における新しい細胞の再生において必須栄養素です。アミノ酸からなるタンパク質分子には様々な種類があり、細胞の基礎的成分です。高い生物学的価値としてのタンパク質は、腎臓機能に問題のある高齢犬に特におすすめです。

タンパク源としては、穀物飼育されている家畜ではなく、放牧され地元で育てられたタンパク源を見つけるか、有機野菜で育てられたものや有機畜産を使用するのが好ましいでしょう。そうでなければ、いつも自分や家族のために利用している通常のお肉屋さんで買うとよいでしょう。もし動物が病気であるならば、正しいタンパク質を選ぶことが健康を回復させ、状態を悪化させないためにとても重要です。「生物学的価値」は、与えられた食品の消化率の尺度のことです。これらのタンパク質を含む食品の例は、卵、新鮮な本マグロ、ヤギ(乳牛)のチーズ、ヨーグルト、鶏のレバー、牛の心臓、子牛のレバー、

鶏の心臓、子羊と豚の腎臓。

　犬が摂取すべきタンパク質は犬の年齢、状態、品種や運動と活動のレベルにより異なります。タンパク質を交互に、または違った成分のものを組み合わせることで多様性と健康をサポートすることができます。

一日あたりに摂取される食事によるタンパク質の一般的な消費量%

活動的な成犬	33% -40%
成長期の犬	45% -50%
高齢犬	25% -30%

　たとえば、アイリッシュ・ウルフ・ハウンドでとても若く、非常に活動的でよく運動をする場合、1日中家のソファーに座っているだけの、高齢のアイリッシュ・ウルフ・ハウンドよりも、もっと肉とタンパク質を必用とします。あなたの犬にとって、どんな種類の肉やそのほかのタンパク質が最適なのかは、品種から判断します。多くの文化圏では、ヤギ、羊、牛、トナカイなどの牧畜動物を育てていました。そしてこれらの文化圏の人々は、これらの家畜を保護し敵から守るために「牧羊犬」を作りあげたのです。これらの牧羊犬は、普通は大きな犬で、主に肉を食べると同時に植物と小さなネズミ類を駆除します。

　寒い地域に住んでいたエスキモーのような文化では、海豹、鯨や魚を獲っていました。彼らは、寒さに強くて、長い距離でそりを引くことができる犬を飼育し、狩猟で殺した獲物を主食に暮らしていました。これらの犬はハスキーとマラミュートの種類で、脂肪とタンパク質が豊富なものを食べていました。

　次に述べるのは、レシピを作るときに参考になる貴重なタンパク質源となるリストです。これは伝統東洋医学のエネルギー、特性、医学的効果に基づいたものです。また、食材には五つの性質（熱・温・平・涼・寒）の五性に分類できます。

重要なタンパク質源

牛肉
平性のエネルギー（温と冷の中間のバランスの取れたエネルギー）、補血、陰と気の働き、骨と腱を強くし、体重増加を助ける

牛のレバー
平性のエネルギー、肝機能を強め、補血、貧血症と眼病に効果（有機牛か地元産の食品のみ）

牛の腎臓
平性のエネルギー、補陽、腎臓機能をサポートし、背中の下部から後ろ足の弱点や失禁の症状をサポート（有機牛肉か放牧牛のみ）

牛の心臓
平性のエネルギー、補陽、心臓疾患に効果

子羊
温性のエネルギー、腎臓機能を向上、補陽、腰と後ろ足の弱さ、失禁に効果、気と血液の流れをよくする（冬の食事）

子羊の腎臓
補陽、衰弱に効果、腎臓実感、気と血液の流れをよくする（有機栽培と地元産の食品のみ）

鶏肉
温性のエネルギー、補気、補血、衰弱と腎機能障害に効果的

鶏のレバーと心臓
温性のエネルギー、補陽、欠乏（栄養失調）と衰弱に効果的、腎臓と肝臓をサポート

卵（鶏）
寒性のエネルギー、補陰、補血、乾燥を潤す（有機鶏か、抗生物質を与えられていない地元産の鶏の卵を買うこと）

豚肉
平性-寒性のエネルギー、補気、乾燥に湿り気を与える

豚のレバー
平性のエネルギー、補陰、血液を造り、肝機能をサポート（有機豚肉と地元産のもののみ）

鴨
平性のエネルギー、補肺と補腎、乾燥に潤いを与える

乳製品　牛かヤギの乳、チーズ、ヨーグルト
平性のエネルギー、保湿、血液、補心、補肺

海の魚　イワシ、さば、本マグロ
寒性のエネルギー、気、陰、血液を整え、乾燥した状態に保湿を与える。大きな魚（本マグロ、サメ、サワラ、バラクーダ）はもっと陽の性質を持ち、その多くは水銀を含んでいることがある（1週間に113g以上は与えないこと）*季節の魚を与えること

ウサギ
寒性のエネルギー、肝臓をサポート、血液を冷却、潜陽、低カロリー、抗アレルギー作用がある

豆腐（大豆食品）
寒性のエネルギー、気と血液を整え、炎症を抑える。潜陽の効果もある（よりよい吸収のためには、煮るか焼く）

七面鳥（地元産）
温性のエネルギー、気と血液を整え、落ち着かせる

納豆（発酵大豆）
寒性のエネルギー、補陰、血液の流れをサポート、心臓を整え、血液の詰まりを軽減

レンズ豆
平性のエネルギー、利尿、心臓、腎臓、循環系に効果、副腎系を刺激

小豆
平性のエネルギー、脾臓と腎臓を強め、気と血液を整え、利尿作用（豆は一昼夜つけこんでから、長時間かけて煮る）がある

伝統東洋医学の用語

「**補血と補気**」もしくは「**気と血液を整える**」とは、スタミナと活力を強化する食物の分類。

「**補陰**」とは、肝臓、腎臓、肺心臓をなどの内臓を助ける力で、老人障害の多くを治療するのに用いる。

「**補陽**」とは免疫機能、エネルギー、血液の流れ、持久力、強さとスタミナを助けるのに用いる。

「**暑熱**」は、暑い天候で悪化する、心臓病、心臓発作、暑すぎる状態、急性湿疹や皮膚の疾患など。

「**潜陽**」とは症状を沈静し、悪化や高血圧、過度の攻撃性を抑えること。

「**瘀血の分散**」は、血液の詰まりや傷ついた組織を回復させることで血液の流れの過程を改善する。

「**湿気を解決もしくは排出**」、あるいは排尿の「**促進**」とは、利尿食品の働きを示す。

「**滋潤作用-湿気もしくは潤滑**」とは、肺、腸や皮膚が、体内で乾燥しているときに効果がある食品成分。たとえば、便秘（乾燥した腸）、咳（乾燥した肺）、そして乾燥肌などの症状があるとき。これらに効くハーブや食品は多くの繊維質、分泌液、水もしくはエッセンシャル・オイルを含む。

一般に使われる穀物と穀類

「それは犬が自然の中で食べるものではない」という理由で、犬に穀物を与えるのはよ

第4章　さあ、レシピへの扉を開きましょう

くない、もしくは適当でないと誤解している人がかなりいるようです。でもすべての犬は種類よって違い、何世紀にもわたってその多くは、人間が食べるものを一緒に食べて進化を遂げてきました。

たとえば、北の寒い地域に住んでいる犬は、獲物として食べたネズミ類の胃や腸に穀物が含まれていた場合を除いて、穀物を摂取する方法がありませんでした。それ以外の地域では、人間や犬はいろいろな種類の穀物を食べています。すなわち彼らが住む地域や気候においてどのような穀物が生えていたかによります。世界中で手に入るさまざまな穀物は、少しずつ違った本質やエネルギー的な特性を持ち、それぞれが食品医薬として使用されることがあります。穀物が栽培されている国(中国、小アジア、ヨーロッパ、アフリカ)に住んでいる犬は、穀物を与えられていたほかに、彼らが獲物として捕まえたネズミ類の肉や昆虫、小型爬虫類などの肉も食べていました。

伝統東洋医学によれば、全粒の穀物は全身にとって「強壮剤」で、消化を助けるとともに栄養を与え(ビタミンB)、身体を元気にします(気と血液)。また炎症を軽減し、身体から余分な水分を除去し、下痢を止めるというような生理的効果を持っています。

重要な穀物源

白米
平性のエネルギー、補血、補気の効果、消化を助け、下痢を緩和。赤ちゃん犬、高齢のペットや成犬で肥満の問題を抱える場合には一般的に効果があるとされる食物

ハトムギ
寒性のエネルギー、炎症を止める。補血と補気の効果。便秘、皮膚病、皮膚病、浮腫のある動物に効果的

和ソバ
寒性のエネルギー、炎症を軽減、補血、補気、潜陽の効果。標準の穀物サプリメントとして小型犬に使用、あるいは慢性の下痢やその他の穀物(ケルセチンとルチンの高い含有量のある)にアレルギーのある犬に食事と共に与える

玄米
平性のエネルギー、軽度の利尿作用、解毒作用、消化機能の強化。ウエイト・コントロールをしていることで「興奮しやすい」犬、もしくは糖尿病の犬には、玄米は繊維とビタミンBの補給によく、また成犬と高齢犬の食事にも適している（利尿作用あり）

トウモロコシ
寒性のエネルギー、パンやトルティアを作るときにまぜることができる

もち米
温性のエネルギー、消化機能、下痢、食欲不振、軽体重によく、ほかの米類よりもタンパク質を多く含む

雑穀
寒性エネルギー、炎症を軽減、補血と補気、乾燥に潤いを与える。潜陽の作用、腎機能を強化（下痢の症状のあるときには使用しない）

キヌア（インカの小麦）
平性のエネルギー、関節の炎症を軽減、酸化防止効果、免疫機能を刺激、抗がん作用、ビタミンB_2とC、硫酸ベースのアミノ酸、カリウムとタンパク質（11-15％）（調理前に冷たい水でよく洗うこと）を多く含む

まとめ
穀物はビタミンB、ミネラル、繊維とカロリーを持った炭水化物で、犬の食事にとっては大事な栄養で、消化を助ける役目もあります。全粒のものを調理して与えてください。家で飼われる犬であればあるほど、穀物を食べる機会も多く、消化機能に多くの穀物の恩恵を受けたことでしょう。

でん粉質の野菜
　でん粉質の野菜は、エネルギー、そして体重や通常の消化機能を維持することができる繊維質と炭水化物を多く含んでいます。また、穀物や肉には含まれないミネラルや抗

酸化物質も含んでいます。でん粉質は米の代替として、あるいはほかの穀物と共に1：1の値で使用することができます。

たとえば、もしあなたの犬が30％のでん粉質（これはレシピ全体の1カップ分の量）を必要としている場合、15％もしくは100gのジャガイモと、15％もしくは70gの調理した穀物を使うことができます。犬の品種、年令、状態により、全体の食事の25％から40％をでん粉質でまかなうこともできます。

成犬であれば、30％をでん粉質で、40％を肉か魚か卵で、そして30％をその他の野菜を使うのが、最初に与える食事の成分構成となります。数ヶ月観察したのちに、これらのパーセンテージは、必要であれば調節してゆきます。たとえば、あなたの犬があなたの作った食事を食べて体重が減ったとき、もっとこの食事の量を増やしてあげるか、でん粉質のパーセンテージを増やす必要があります。穀物にアレルギーのある犬であっても、エネルギー源を得るために、炭水化物は必要となります。これらの野菜は、必要なエネルギーを供給してくれるのです。もし可能であれば、でん粉質はその季節に出回っているものを用いましょう。

重要なでん粉質野菜

カボチャと黄色のスクウォッシュ
温性のエネルギー、甘味、消化強壮。ビタミンB_1、B_2、C、カロチン、抗酸化物質、タンパク質と油性分を含む

サツマイモ
平性のエネルギー、甘味、補気、補血。便秘、嘔吐とそのほかの胃腸病に効果的。ビタミンB_1、B_2、A、タンパク質、炭水化物、カルシウムと鉄を含む

ヤム芋
平性のエネルギー、肺、腎臓、消化器強壮。ホルモン前駆物質と抗炎症剤を含む

ニンジン
平性のエネルギー、甘味、消化器虚弱をサポート。補気の役目。ビタミンB_1、B_2、カロ

チン、抗酸化成分を含む

ジャガイモ
平性のエネルギー、甘味、消化器虚弱に効果、補気の役目。タンパク質とビタミンC含む

カブ
平性エネルギー、苦味、補血、血の詰まりを除去、利尿作用がある

ダイコン
寒性のエネルギー、肺と消化器系を助け、炎症を抑える。解毒作用、去痰作用もある

タロ芋
寒性のエネルギー、甘味、補気と補血、補陽、保湿、解毒作用がある（高濃度のシュウ酸を含むので、よく調理すること）

なぜ野菜が犬の健康には必要なのか

犬には高肉食のサプリメントとして、常に緑色野菜、樹皮、茎、根を与えられてきました。野菜は肉には含まれない繊維、ミネラル、ビタミンと油成分を含んでいます。最近、科学的研究においてもっとも新鮮な野菜は、肝臓や血液の解毒作用をうながし心臓、腎臓と免疫機能を改善する多くの種類の抗酸化物が含まれることがわかっています。

野菜は、季節によって多様であり、それぞれの季節には異なったものを食べられます。たとえば、新鮮な緑色野菜は晩秋から冬の間には手に入りにくくなります。缶詰や塩や酢漬けの保存食を代わりに使う場合は、塩や酢をよく洗い流し、少量だけを使いましょう。着色剤が付いたものは使わないようにしましょう。

冷凍野菜は手に入りやすく、これは缶詰や漬物よりもおすすめですが、抗酸化性が高い黄色、オレンジ、赤、深緑、紫などの野菜を使うことをおすすめします（1食につき最低3種類）。

よく使われる野菜

ビーツ、ブロッコリー、アブラナ科の葉野菜、ビーツ若葉、セロリ、キャベツ、キュウリ、ナス、うすい豆、ケール、レタス、パセリ、ロメインレタス、スクウォッシュ、ホウレン草、スイス・チャード（フダンソウ）、クレソン、ヒシの実、色のあるピーマン、アスパラガス。

重要な野菜

アルファルファ

寒性のエネルギー、消化を助けます、除湿。ビタミンA、C、E、K、生物学的に利用可能なタンパク質、イソフラボン、トリテルペンサポニン。

アスパラガス

温性のエネルギー、補陰、補気、補血、炎症を抑えます、気道の障害を取り除く。解毒、抗がん成分には多量のセレニウム、ビタミンB、E、鉄分、繊維を含む。

タケノコ

寒性のエネルギー、甘味、炎症を抑える。解毒、腸の潤滑、肺に栄養を与える（新鮮なものは、青酸成分を除去するために45分間は煮ること）。

ビート

平性のエネルギーおよび、心臓の熱を取り、補心、補気、補血、視力回復、肝臓の解毒、気持ちを静め、気道の詰まりを除去。

ビーツ若葉

寒性のエネルギー、肝臓と心臓の強壮、解毒、血液の詰まりを除去。抗酸化、抗がんの働きを持つ（与えすぎないように、そして必ず調理すること。シュウ酸を多く含む）。

ピーマン（緑、黄色、赤）

やや温性のエネルギー、消化、食欲を助け、血液の流れをよくする。ビタミンCと抗酸化成分。

ニガウリ
寒性のエネルギー、肝臓と肺に効果、糖尿治療、熱射病、抗炎症、解毒作用。ビタミン、チアミン、リボフラビン、ビタミンC、アミノ酸、繊維を含む。

チンゲンサイ
平性のエネルギー、炎症を抑え、腸の潤滑、腸内で動きの悪い食物を移動させる。

キャベツ
平性のエネルギー、消化を助け、骨髄、心臓、腱に栄養を与える。タンパク質、カルシウム、亜リン酸、ビタミンB_1、B_2、K、抗酸化作用、抗がん成分（与えすぎないように、必ず調理すること）。

カリフラワー、ブロッコリー、芽キャベツ
寒性のエネルギー、腸の潤滑、消化を助ける。抗がん成分、高度の抗酸化性。

セロリ
寒性のエネルギー、胃、肝臓の熱を除去、潜陽、ビタミンを多く含む。カロチン、ナイアシン、油成分、タンパク質と炭水化物を含む。

キュウリ
寒性のエネルギー、炎症を抑え、喉の渇きを静める。排尿をスムーズにする。暑い夏に適した食事。鉄分、カルシウム、カロチン、チアミン、リボフラビン、ビタミンCを含む。

ナス
寒性のエネルギー、消化機能を上げ、熱を下げる。血液に栄養を与え、痔を治療、痛みを伴う排尿を助ける。

タンポポの葉
寒性のエネルギー、炎症を抑える。解毒作用。ビタミンD、C、抗腫瘍成分、中毒性皮膚疾患や目の炎症を抑える。

グリーンレタス、ロメインレタス
寒性のエネルギー、苦味、炎症を抑える。潜陽、利尿、補気、補血、ビタミンKを含む。

うすい豆
温性のエネルギー、補腎、補気、消化を助ける。

ケール（アブラナ科の野菜も類似）
温性のエネルギー、元気回復、消化促進、胃潰瘍に効果、眼病に効果、高度の抗酸化とカロチノイドを含む。ルテインとゼアキサンチンは視力を助け、白内障を予防。

緑豆のもやし
寒性のエネルギー、炎症を抑える。補陰、補気、補血、解毒作用。

キノコ
（マッシュルーム、シイタケ、ポルチーニ、アガリクス）
寒性もしくは平性、炎症を抑えます。潜陽、ゆるやかな利尿作用、腎機能を助ける。食欲増進。下痢、嘔吐を緩和し、脂肪とコレステロール値を下げ、抗酸化物質とセレニウムを多く含む。

パセリ（イタリアン）
やや温性のエネルギー、消化を助けます。腸内で動きの悪い食物を移動させる。腹部膨満感と消化不良を助ける。食中毒の解毒作用、スーパーオキシドジムスターゼ、カロチノイド、ルテイン、ゼアキサンチン、ベータカロチン、クロロフィルとカリウムを含む。

サマー・スクウォッシュ、ズッキーニ
寒性のエネルギー、炎症を抑える、解毒、ゆるやかな利尿作用がある。

ホウレン草
平性-寒性のエネルギー、消化を助ける。補陰、血液に栄養を与え、鉄分、葉酸、ビタミンK、タンパク質、カロチン、その他のミネラルを含む（常によく調理をし、シュウ酸を多く含むので与えすぎないこと）。

サヤインゲン
平性のエネルギー、甘味、補気、補陰、腎臓機能を足助、消化を促進。

スイス・チャード(フダンソウ)
寒性のエネルギー、抗炎症、熱を下げ、解毒作用、熱を下げるために生でも与えられる。便秘の場合は調理して与えると効果的。鉄分、ビタミンK、C、B_1、B_2。

トマト
寒性(生)のエネルギーもしくは平性のエネルギー、甘味、のどの渇きを潤し、消化を助ける。肝臓の炎症、食欲不振、消化不良に効果があり、カロチノイド、リコピンを含む(調理してソースとして使ったほうがよい)。

ヒシの実
寒性のエネルギー、炎症を抑え、補陰。痰などの粘液を除去。

クレソン
寒性のエネルギー、気の流れをよくする。炎症を抑える。血液の詰まりを除去、肺の働きを助け、潤す、ゆるやかな利尿作用がある。

　世界の多くの地域では、冬になると冷凍か缶詰以外、地元産の新鮮な野菜は手に入りにくいものです。冬に地元で手に入る新鮮な野菜は、その時期に夏である地球の反対側から何千キロもの距離を越えて運ばれてきたものなのです。野菜はよく洗って農薬をしっかりと取るようにします。寒い時期には「寒性」野菜は使わないこと。そのかわりに、平性もしくは温性野菜を選んでください。冷凍野菜は缶詰や乾燥のものを使うよりは代替品としてはおすすめです。

 ## 果物は?

　果物は少量だけを与えれば、食事療法あるいは薬として使えます。ほとんどの果物は主な内臓にとって「強壮」の役目を果たします。多くの果物は、体内のがんを封じこめる抗酸化物を豊富に含んでいます。もし与えすぎると、果物の中には下痢や軟便を引き起こすものもあります。糖尿病やメタボリックシンドロームの犬には注意をして与えてください。スイカ、カンタロープ、リンゴ、キウィ、梨、柿などの寒性の果物を与えすぎると、

虚弱な犬は消化器官にストレスを感じ、下痢や膨満感の原因となります。

> **ヒント**
>
> 寒性の果物もしくはとても冷たい果物は冬にはさけてください。
> 寒性の果物は切って、バターを加えて中華鍋で約10分調理したのちに与えてください。こうすることで果物を陽性にすることができます。リンゴや梨はシナモンを加えて煮て「温性」にしてください。調理した果物のほうが消化はよくなります。

重要な果物

リンゴ

寒性のエネルギー、補陰、夏の熱を下げ、肺に潤いを与える。腸に潤いを与える（繊維分を多く含む）。陽を沈静し（潜陽）便秘、慢性の粘液を分泌する下痢、ドライマウス、暑熱状態に効果的。抗酸化物を含み、亜リン酸と塩分の含有率は低度。

バナナ

非常に寒性のエネルギー、暑熱や発熱を下げ、補陰、腸を潤し、解毒作用がある。便秘、食中毒による血液が混じった下痢、痔に効果がある。クロム、銅、カリウムとビタミンBを含む。

カンタロープ（赤肉種のメロン）

強い寒性のエネルギー、暑熱を下げる。肺膿瘍、慢性の喉の渇きに効果があり、利尿、肢の痛みやしびれを減少させる。ビタミンA、Cを含む。

チェリー

温性のエネルギー、消化とエネルギー、補血作用がある。腕や足のしびれ、麻痺、通風、虚弱に効果がある。抗酸化物をとビタミンAを多く含む。

ココナッツの果肉

温性のエネルギー、元気の回復、栄養失調、熱をともなう喉のかわき、脱水症状、下痢、サナダムシに効果がある。

イチジク(新鮮なもの)
平性のエネルギー、補気、補血、腸の毒性を除去。肺熱、高齢の便秘、痔に効果的。抗酸化物質とカルシウム、亜リン酸を含み、産乳機能を刺激する。

キウィ
非常に寒性のエネルギー、脾臓によく、尿道の熱を取る。熱と乾きに効果。抗酸化物質、ビタミン、ミネラルを多く含む。

マンゴ
寒性から平性のエネルギー、気の流れをよくするように整える。消化を促進。咳、消化不良、嘔吐、歯槽膿漏に効果。抗酸化物とビタミンを多く含む。(注意)犬によっては、人と同じようにマンゴにアレルギー症状を起こして身体中が赤くなってかゆくなることがあるので、食べすぎないように注意。

パパイヤ
平性のエネルギー、補気、補血、消化を助け、血液の詰まりを解消、湿りけを取る作用あり。消化不良、下痢、しつこい咳と腸の寄生虫に効果。産乳機能を刺激、抗酸化物、ミネラルとビタミンを多く含む。

桃
温性のエネルギー、補気、補血、血液の流れを活発にする、熱のある乾いた咳や消化の疾患に効果あり。

梨
寒性のエネルギー、熱を冷まし、陽を鎮静(潜陽)、腸に湿を与える。痰を解消、便秘、乾燥、肺、咳を伴う熱に効果。慢性の下痢症状のある犬には、与えるのには注意が必要。悪化させる恐れがある

柿
非常に寒性のエネルギー、収斂作用、熱を下げ、補陰、肺を潤滑にし、口内潰瘍、血尿、痔(肛門腺化膿)、慢性の下痢、喘息に効果的。抗酸化成分とタンニンを含む(薬用にはほんの少量のみ使用する)。

パイナップル
寒性のエネルギーから平性のエネルギーの効果、下痢、嘔吐、膨満感と消化不良に効果。酵素(ブロメライン)と多くのビタミン、ミネラルを含む。

レッド・ラズベリー
温性のエネルギー、肝臓と腎臓の強壮、排尿作用を減少(収斂物質)。消化疾患、膨満感、嘔吐に効果、抗酸化物資と多くのビタミンを含む。

イチゴ
温性のエネルギー、潤肺、補気、補血、肝臓と腎臓機能を支える。血液の詰まりを解消、解毒作用。乾いた咳、栄養失調、食欲不振、失禁、痛みを伴う消化不良、喉の渇きを伴う熱に効果。ビタミンCと抗酸化物質を多く含む。

スイカ
非常に寒性のエネルギー、暑熱を取り、補陰、利尿作用、解毒作用。熱射病、脱水症状、口の炎症、のどの渇きを伴う熱に効果。アミノ酸とタンパク質を含む。

ヒント
可能なかぎり有機栽培の果物を買いましょう。果物の皮にほとんどのビタミンが含まれています。有機栽培でないものは、よく洗って、皮を剥いてから与えてください。

注意
グレープと干しぶどうはおすすめしません! 私のクライアントの多くは犬にスナックとして、何の問題もなくグレープや干しぶどうを与えていますが、私はこの果物はおすすめしません。グレープや干しぶどうは今までに多くの猫や犬を死に至らしめた、原因不明の毒を含んでいるからです。死んだ猫や犬は大量の干しぶどうかグレープを食べたようです。有機栽培であっても同じです。安全なものを与えて、あとで後悔しないようにしましょう。

犬の食事のためのスパイス
スパイスを使って料理する主な理由は消化と吸収をよくするためです。すべてではあ

りませんが多くのスパイスはエネルギー的に温性もしくは寒性、湿や乾、強壮の効果を持っています。少量のみを示されたレシピに使ってください。

通常よく使われるスパイス

ガーリック
非常に温性のエネルギーで抗ウィルス性、抗真菌性、肉と魚介類の解毒作用、血液や食物の詰りの解消、抗がん性を持ち、免疫機能を促進。

バジル
温性エネルギー、辛味、抗発作性、消化促進、熱を下げ、産乳機能を刺激し、嘔吐、下痢、腸炎と咳に効果。

フェンネルの種
温性のエネルギー、気の詰まり、消化を助け、蠕動（せんどう）運動や産乳機能を刺激。

クミン
温性エネルギー、辛味、消化器系の虚弱、ガス、膨満感と疝痛に効果的。

ディル
温性エネルギー、抗発作性を持ち、産乳機能を刺激、疝痛（せんつう）、ガス、消化不良に効果的。

生姜
非常に温性エネルギー、食中毒の解毒（とくに魚介類）、血の流れと循環をよくし、抗酸化物、抗がん剤、抗生物質と消炎性物資を含み、嘔吐、腹痛に効果的

脂肪は？

脂肪は目、神経、免疫機能、心臓血管機能と脳の機能を助ける必須のオメガ３脂肪酸を作りだす重要な栄養です。オメガ３は健康的な皮膜、皮膚とホルモンを維持します。肉とそのほかの動物性の食物はオメガ６と細胞を維持、修復し機能を高めるその他の必須脂肪酸を含みます。

どんな条件によりどれくらい与えるか
- 体温(寒い地域、乾燥地域にいる犬は脂肪がより必要)
- 動物の状態(病歴、がんがあるか、肥満、膵炎、胆石)
- 活動のレベルや現在の体重
- 皮膚や被膜の乾燥度合い。皮膚や毛の肌触り

必用なときに使いたいおすすめの脂肪類
- アボカド*(アボカドは畜牛、羊、ヤギには毒性があるものとされている。ただし犬において毒性は今のところ見られない)
- 卵
- 肉の脂身(精肉時に出る残りやスープが冷えたあとにできるスープの表面の脂肪)
- 魚か鶏の皮
- エビ
- ココナッツ油
- バター
- 有機栽培のピーナッツ油、ゴマ油、オリーブ油、グレープシード油もしくはカシス油

 ## どのくらい与えるか?

　アメリカにおける標準的な犬の大きさは14-20kgです。しかし、与える量は、犬の活動レベル、年齢、犬の状態と、犬によって違ってきます。

摂取量

私のレシピにおける量	14-20kgの体重の犬につき300g程度 1日2回
調理した穀物かでん粉を200g程度	米、麦、エンバク、ソバの実、大麦、ジャガイモ、ヤム芋、スクウォッシュ、カブ
調理したもしくは生の野菜200g程度	(その季節に入手できるもの)黄色、深緑、オレンジ、紫色の野菜
タンパク源200g程度	肉、卵、豆腐、ナッツ、内臓(活動的な犬は、さらに100gの肉を追加)

上記の組み合わせは調理するか(肉とでん粉)、部分的に生で与えてもかまいません(卵、葉野菜)。

〈摂取量の目安〉
以上を2回に分けて与えます。

レシピ例(タンパク質／でん粉／野菜)

鶏か豚のミンチ	200g
炊いた白米	75g
サツマイモ(小さく切ったもの)	100g
ブロッコリー	125g
チンゲンサイかキャベツ	85g
肉のスープストック	120cc
調理油	小さじ1杯

　油を熱してミンチを入れて、5分炒めます。サツマイモを加えさらに5分、強めの中火で炒めながら手早くかきまぜます。肉のスープストックを入れ、野菜をすべて加えて蓋をします。沸騰させて弱火で20分煮ます。米を加え、すべてをよくかきまぜ、蓋をして30分ほどそのまま置きます。

〈摂取量の目安〉
2回に分けて与えます。

生で与えるか、調理して与えるかどちらがベスト?

　犬には生肉を与えるべきか調理したものを与えるべきかについては、多くの議論が交わされています。すべて生で与えることに賛同している人々は、生で与えるほうがより「自然」だと考えます。しかし現在家で飼われている犬が生肉だけを食べるというのは、自然でしょうか？　健康的でしょうか？　「自然」の定義とはなんでしょうか？　平均的な家で飼われている犬は、どのように生活しているのでしょうか？　飼い主と一緒に新鮮な生肉を求めて野性の犬の一群と共に走り、狩りに出かけていますか？　ハツカネズミやドブネズミ、虫、樹皮、草、泥を食べたり、人間のゴミや動物の排泄物をあさったりしているでしょうか？　これらは古代の犬たちが生き延びるために食べていた「自然」の（ほとんど）生の食べ物なのです。

　今市場に出回っているパッケージの肉は、狩猟をして新鮮なままで食べるという意味では「自然」ではありません。しかし犬にとって「生命維持」の役割を果たす大事な食料のひとつではあります。犬にとっては、獲りたての新鮮な肉のほうがよいのですが、生肉でもかまいません。大事なのは、犬が必用とする生肉の量です。生肉は気や生命力を犬に与えます。

　「生肉を与えるべきか否か」という問題は、犬の頭、あご、歯と形態を調べることで解決します。ペキニーズなどの犬は、生肉、野菜、骨を食べるのには適しておらず、これらを食べるための強い歯や顎の構造を持っていないからです。ドーベルマンのような品種は、大きな骨をかじったり、嚙んだり、飲み込んでも問題はありません。

　生の骨と肉を食べることができるのは、強い顎と長めの鼻口部を持った品種の犬です。これには盲導犬などの仕事をする犬や狩猟をする品種も属しています。一方家で飼う「小型犬」や「膝の上にのせる」犬は、何百年もの間に、調理した肉、穀物や野菜を食べるように進化してきました。古代中国では、皇帝の犬には犬のために料理をする宦官（かんがん）が存在したのだそうです。選ばれた品種だからではなく、食用に小さい動物を獲り、野菜を食べ、狩りをして大きな獲物を獲るよりも耕作した野菜を食べる人間と一緒に住んでいたため、これらの犬は小さい歯と身体となりました。

　もしあなたの犬に生肉を食べさせてみようと思うなら、少量からはじめましょう。有

機飼料を食べている家畜か放牧されていたものを使い、そして有機野菜を可能な限り使ってください。必ず食べさせる前に肉を水とお湯で洗ってください。生肉はおやつとして、あるいは食事の一部や強さと耐久力をつけるためのサプリメントとして与えてください。

　もしあなたの犬が軟便や、消化不良、あるいは炎症性腸疾患（IBD）と診断された場合は、生肉や野菜を与えないでください。もし消化しきれないようであれば、小量ずつを与えてみましょう。

生肉に含まれるサルモネラ菌と大腸菌は？

　肉に含まれている大腸菌やそのほかの病原菌バクテリアによる汚染を減少させるには、地元の精肉屋もしくは、どこかから運ばれてきた肉ではなく、その土地のお店で買い求めることをおすすめします。大量の肉を工場で精肉している会社（七面鳥、牛、豚、鶏のミンチ）は、毎日何トンもの精肉を作っており、病原菌による集団汚染の可能性も高くなります。肉をひと晩緑茶につけておくと毒とバクテリアを減らすことができます。つけ置きのあとは、冷水ですすいでください。この手法は、神戸牛などを生肉で食べることのある日本の多くの高級レストランで使われています。

> **ヒント**
>
> もしあなたの犬がステロイド、化学療法、もしくは長患いにより免疫不全があるならば、生肉は与えないほうがよいでしょう。安全のためにご自分の獣医師にもご相談ください。

生肉を与えるための一般的なルール
- 高齢犬と小さめの成犬　80％調理し、20％生肉で与える。
- オオカミ種、盲導犬など仕事用の犬とオオカミ種の大きめの犬、長めの鼻口部の犬の場合、理想的には仔犬と成犬にはほとんど生肉を与える。
- 若い犬は生肉を多く与える。
- 高齢犬は生肉を少なめで、与える前にパパイヤ酵素とまぜ合わせて与える。

生肉を与えることの不利な点
- 寄生虫やバクテリア（大腸菌、サルモネラ菌、キャンピロバクター菌種）。加工された

- 挽肉、とくに人間用でない肉であれば注意が必要。
- 犬によっては、穀類を肉のスープといっしょにまぜ合わせないと食べないものもある。
- 生肉を食べることで、犬が攻撃的になることもある。

生野菜は？

多くの根菜は、直火で焼いたり、網で焼いたり、煮たりして消化をよくするようにする必用があります。葉野菜は、下痢などのお腹の問題がない限り、生で与えてもかまいません。下痢や軟便気味の犬には生野菜は与えないようにしましょう。抗酸化物質とビタミンを維持するためには、食事ごとに生野菜を加えてください（食事に出す野菜全体の10-20％で、もやし、葉野菜、すりおろしたニンジン、ピーマン、ガーリック、パセリ）。

レシピ例：牛肉とカッテージチーズ

牛肉のミンチ	200g
カッテージチーズ	48g
中ぐらいの大きさの牛の骨	1本
焼いてつぶしたサツマイモかスクウォッシュ	100g

一緒にすべてをまぜて与えてください。
〈摂取量の目安〉
巻末の付録-J、p264を参照

レシピ例：鶏の生卵とレバー

鶏の生卵	1個
煮た鶏のレバー	90g
炊いた白米	140g
シーブレンド・コンビネーション（巻末付録B、p255 56参照）	小さじ1杯
挽いた亜麻の種	大さじ2杯

緑豆のもやし	35g
生のすりおろしたニンジン	100g

　すべて一緒にまぜて与えてください。
　家庭で作った犬のための食事の量は、犬の年齢、体重、調子や運動量、そして品種によってもさまざまです。

〈摂取量の目安〉
大型犬は1日600gを2回、小型犬は1日200gもしくは300gを2回与えます。

仕事犬の多くは(牧牛犬、番犬、牧羊犬、オオカミ種)下記のような生の食事でもよいでしょう

- ビーフシチュー用の肉、ハンバーグ
- 牛のレバー、牛の心臓
- 牛のリブ骨、肉や脂*の付いた指関節、すねの骨
- 鶏のもも肉や胸肉(骨も肉もよく肉切り包丁で切り刻む)。鶏は常によく洗ってから使います。
- 鶏のレバー、臓物、心臓

* 骨が付いた生肉は歯をきれいにし、健康な骨の成長のためのミネラルを与えます。食事のあとに与え、20分間だけ噛ませた後、骨を洗ってプラスチックのラップなどに包んで保存し、次の食事の後にまた与えます。

そのほかのタンパク質系の食物

- 生の鶏や鴨の卵
- カッテージチーズ、ヨーグルト、ヤギのチーズ(乳牛のチーズ)
- 海の魚：カツオ、マヒマヒ(シイラ科の魚)、サバ、本マグロ、イワシ

　肉とタンパク質は、さっとゆがいて「アルデンテ」で食べるようにし、ブロッコリー、ニンジン、ケール(レタス)、うすい豆など、繊維質と抗酸化物質を豊富に含んだ野菜と一緒に与える必要があります。繊維質がないと、犬は便秘をしたり肥満がちになったり、あるいは軟便になります。

仕事犬がこれらの生の食事において体重が減少した場合、脂肪、もしくは炭水化物を含んだ食事を増やしてください。もし気候が寒くて犬が活動的である場合、与える骨の量を増やしてください。鶏の脂肪、ココナッツ油、アボカドやラードを食事ごとに大さじ1杯ずつ加えるとよいでしょう。

　これでも犬の体調がよくならない場合は、炊いた玄米かソバの実70gを1日2回さらに追加します。もし犬が非常に活動的で、暖かい気候条件で体重が減少した場合、焼いたサツマイモか、炊いた玄米、ゆでたビーツなどから炭水化物を補うようにすることをおすすめします。

魔法の数値：1：1：1
(それぞれの材料の量は1：1：1とします)

材料	肉(生)
材料	野菜(調理済み、もしくは生)
材料	でん粉(調理した野菜もしくは全穀)

(あなたの犬に合った数値に関する追加情報は第8章p91参照)

市販のドッグフードに生の食事をまぜてもよい？

　個人的には市販のドッグフードに生の食事をまぜることはおすすめしません。市販のドライフードを与え続けたい場合は、栄養価を上げるためにドライフード240gに対して、すりおろした生のニンジン50gとアルファルファもやし7gに生卵1つを加えましょう。ミネラルは、小さじ1/4のシーブレンド・コンビネーション(巻末付録B、p255参照)を与えます。栄養源を与える以外には、卵をドライフードに加えると効果的です。

例Ⅰ　きょうのメニュー

大型犬の成犬で、30kg -43kgの犬の2食分

朝食

鶏のもも肉	2-3切れ（骨付きを大きな肉きり包丁で切る）*
生卵	1個
サラダ菜	50g
小麦胚芽	大さじ1杯
エンバクぬか（米ぬか）	大さじ1杯

　卵をかきまぜ小麦胚芽とエンバクぬか（米ぬか）と一緒にまぜます。サラダ菜をこれにまぜ、鶏のもも肉を加えてよくまぜ合わせます。

＊鶏のもも肉は他の材料とまぜ合わせる前に、挽肉器にかけてもかまいません。

夕食

生のシチュー肉	400g
鶏のレバー（生）	90g
蒸して刻んだニンジンかブロッコリー	200g
栄養オイル・ブレンド（付録D、p257参照）かココナッツ油	大さじ1杯
緑豆のもやし	7g
シーブレンド・コンビネーション（付録のB、p255参照）	小さじ1/2杯
栄養イースト粉（付録C、p256参照）	大さじ1杯

　鶏のレバーを切り、栄養オイル・ブレンド、イースト粉、シーブレンド・コンビネーションと一緒にまぜます。これに緑豆のもやしと蒸した野菜（ニンジンかブロッコリー）を加えよくまぜます。最後に牛肉の切ったものを入れて全部をよくまぜます。

例 II：きょうのメニュー
大人の中型犬で14-23kgの2食分

朝食

牛挽肉もしくは生のシチュー用の牛肉のかたまり	200g
サラダ菜	25g
小麦胚芽	大さじ1杯
エンバクぬか（米ぬか）	大さじ1杯
生卵	1個

　卵をかきまぜ、小麦胚芽とエンバクぬか（米ぬか）を加えてまぜます。サラダ菜をそこに入れ、挽肉か生のシチュー用の牛肉を加えてよくまぜます。

夕食

七面鳥（鶏）の挽肉	240g
鶏のレバー（生）	45g
すりおろしたニンジン	50g
蒸したブロッコリー（小さく切ったもの）	125g
栄養オイル・ブレンド(付録D、p257参照)かココナッツ油	小さじ1杯
シーブレンド・コンビネーション(巻末付録B、p255参照)	小さじ1/4杯
栄養イースト粉(付録C、p256参照)	大さじ1/2杯

　鶏のレバーを切り、栄養オイル・ブレンド、栄養イースト粉、シーブレンド・コンビネーションと一緒にまぜます。これに蒸したブロッコリーを加えよくまぜます。最後に七面鳥の挽肉（鶏挽肉）を入れて一緒によくまぜます。

 ## 小型犬は？

　一般的に、小型犬や極小犬には生の食事を与えないことをおすすめします。もし与えるとすれば、ほんの少量の牛肉の心臓や牛肉のレバーを調理した食事と一緒に与え

ます。歴史的にはこれらの犬は、調理された「人間の食事」を食べてきた犬です。彼らは多くの生肉を食べることに対処できる身体ではなく、下痢や軟便をおこしやすくなります。

　小型犬や極小犬は、鶏の胸肉やもも肉を挽肉器で細かく砕いて消化しやすくして与えるとよいでしょう。フードプロセッサーを使って肉を細かくし、そこにほかの材料も一緒に入れてまぜる人もいるようです。

例 Ⅲ　小型犬のメニュー
小型犬の成犬か極小犬で5-7kgの犬の3食分

生の鶏の胸肉(細かく切る)	240g
ニンジン	50g
うすい豆(アルデンテにゆでたもの)	35g
栄養イースト粉(巻末付録C、p256参照)	小さじ1杯
シーブレンド・コンビネーション(巻末付録B、p255参照)	小さじ1/4
栄養オイル・ブレンド(付録D、p257参照)	小さじ1/2
生卵	1個

すべてをフードプロセッサーに入れてまぜ合わせて与えます。

骨は？ 骨も食事の一部として組み入れるべき？
　カルシウムやマグネシウムなど骨格のシステムの発育や維持に必用な栄養ミネラルを与えるだけでなく、骨は歯や歯茎をきれいにし健康に保つ働きもあります。常に歯をきれいにして維持すること、寝る前に歯茎と歯を、アロエベラ・ジュースと過酸化水素水をまぜて(同量ずつ)、掃除をしてあげましょう。

> ドクター・バスコの犬（猫）用歯の掃除液
>
> アロエベラ・ジュース
> （アロエの各部位を混ぜて作ったもの）
> ＋
> 3％の過酸化水素水
>
> 同量ずつまぜて、四角く切ったガーゼか綿のタオル布を使って歯茎と歯に塗布しましょう。

　骨はどの犬に与えてもよいというわけではありません。犬の鼻口部、顎と歯（形態）を見たときに、その犬が骨を噛むような骨格であるかを見分けることができます。長い鼻口部で強い歯を持った犬は、気をつけながらであれば骨を与えてもかまいません。そのほかの種類、とくに短頭種（鼻口部の短い犬）には、骨は与えないようにしましょう。

　短頭種の顎は骨を効率よく噛むようには造られていません。これらの種類、パグ、ペキニーズ、ラサアプソ、シーズ、ヨークシャー・テリア、チャウチャウ、日本のチン、ボクサーと小さい短い鼻口を持つ犬は同じです。

避けるべき「Bで始まる4つ」の事項
- 直火で焼く（Baked）
- あぶる（直火を使って上と下から焼く）（Broiled）
- バーベキュー（Barbequed）
- 短頭種（Brachio-Cephalic）

　骨を焼いたり、あぶったり、バーベキューするともろくなり、噛んだときに裂けてしまいます。そうなると非常にとがった角ができ、安全ではなくなります。生の骨はもっと「自然」ですが、煮た骨は「やわらかく」なり、生の骨を食べるのが難しかったり、下痢をしがちな犬にはよいでしょう。

どのような骨を与えるべき？

　牛肉のすねや「指関節」の骨を大型犬に、子羊のすねや牛肉のあばら骨を中型犬に、そして牛肉の首もしくは切った骨髄を小型犬に与えます。これらの骨は生でも煮たものでもかまいません。骨を与えるときは、注意を払って見守る中で与えましょう。犬の中に

はあわてて骨を飲み込む場合もあるので、飲み込むことができないような大きめの骨を食事の後に与えたほうがよいでしょう。それを約20分間噛ませた後で、洗ってプラスチックバッグに入れて冷蔵庫で保存します。一旦犬がその骨をどのように食べるか理解したら、もっと骨がもらえるだろうと知っているので、骨を見たら興奮をしてそれをあわてて全部食べようとはしなくなるでしょう。

鶏の骨はどうでしょうか？

1時間以上煮た（この本にあるシチューのレシピで使ったもの）骨は食べてもかまいません、もしくは圧量釜で炊いたものも使えます。いつも私は足の骨は問題を起こすので使わないようにしています。大きな犬なら、生で鶏の首、背中、手羽先、ももの骨（肉付き）を心配なく食べさせることができます。

どれくらいが適度？

骨を与えすぎると、便秘、胃の不快感、閉塞、穿孔（せんこう）がみられるおそれがあります。これらの症状の疑いがある場合は、骨は与えないようにしましょう。

骨が犬にとって問題になる場合

- お腹をすかしていて、今までに骨を食べたことがないか、食卓で出す食べ物を食べたことがない場合
- お腹をすかしていて、食べ過ぎる場合。一度にたくさんの骨を食べる／公園や近所でゴミ箱をあさったりする場合
- 骨をどのようにして食べてよいかよくわかっていない場合や噛まずに飲み込む場合。
- 骨がもろい場合、もしくはとがっている場合

圧力釜で炊いた骨や生の骨を挽肉器で細かく砕いたものは、食事の一部として出すこともでき、すぐれたミネラルとビタミンを摂取することもできます。しかし食べてしまうだけでは歯をきれいにするという働きは期待できません。

保存と冷凍のヒント

- 通常、食物は冷蔵庫で3日以上置いておくと、悪くなってきます。
- 3日分の食事をプラスチックの入れ物に入れて冷凍しておくのが好ましいでしょう。3日分の食事が入るような入れ物を使いましょう。
- 一度解凍した肉は再び冷凍しないこと。冷凍する前に、できれば温かい水で肉を洗ってから冷凍すること。
- 生肉を1ヶ月以上冷凍するとほとんどの寄生虫は死にますが、細菌毒素は死滅しません。
- 常に人間用の食肉を買いましょう。ペットの餌用の肉は、衛生基準がよくない場合があります。
- 肉を扱ったあとは(とくに鶏)、人間は必ず暖かいお湯と石鹸で手を洗いましょう。
- 解凍後、水分が出ます。この水分をよく切るようにしないと、やわらかくなりすぎることがあります。
- 食事は必ず室温で出します。ただし食事を1時間以上放置しないようにしましょう。
- 電子レンジで食事を2分以上温めると、ビタミンが壊されます。
- 食事をプラスチックのラップやバッグ、プラスチックやスタイロフォームの容器に入れたままで電子レンジには入れないようにしましょう。
- 有機栽培と放牧をしている農家をサポートしましょう。

この章のポイント

- 犬のために料理をすることは、その過程やそれぞれの犬の個性を学ぶことでもあります。
- 犬の状態もさまざまであり、犬の中には食べ物に敏感なものもいます。そのような場合、問題のある食べ物（肉や野菜）は使わずに、代替となるものを使用してください。
- 人間用の食品を犬の料理のために使うことをおすすめします。これは肉、野菜、果物、卵と乳製品を含みます。
- いろいろな料理を作ったり、代替の食品を使うことでどの食事が犬の体調や消化を狂わせないかを判断することができるようになります。
- 可能な限り有機栽培と放牧で育てられた材料をバラエティ豊かに取り入れてください。
- 人間の食品であっても安全性は不確かではありますが、市販の動物の食品はその純粋性と汚染については何の保証もありません。近い将来、ペットの飼い主の皆さんがペットフードの会社に、無機化合物、農薬、化学薬品、抗生物質などに汚染されていないかのテストをすることを強く求めて、改良されることを願っています。
- 新鮮な食事には、多くの「気」や「生命力」が含まれています。あなたの身体の中でどの食べ物がどのような効果を与えるかを調べながら家で作ってみるのが一番よいでしょう。いくつかの例をあげると、3日目のサラダと30分たった食事、あるいは新鮮な材料で調理された食事と解凍された肉を揚げたもの、ミディアム・レアのステーキとビーフジャーキーといった比較などです。
- あなただけが犬に与えることができて、通常は見失われているものは、「気」と「愛」のエネルギーです。料理をするときにこれらのエネルギーを食べ物の中に入れてあげましょう。

> " 食べ物はタンパク質、脂肪、カロリーよりも
> もっと素晴らしいものなのです…
> お料理をしてあげること、
> すなわち愛がいっぱい詰まったものなのです "
>
> 〜ドクター・バスコ

第5章

あなたの犬が何を必要としているかを理解し、どのように犬の食事を調理するかを考える

家庭で作る手料理は、あなたのペットの健康を促進すると共に、多くの病気の予防にもなり、あなたとペットの間の新しい親密な関係のはじまりでもあります。

"料理を作ることは、愛を奏でるようなもの"

〜ドクター・バスコ

ペットに餌を与えるということは、ペットと飼い主の関係において重要なものです。それはペットの鼻先に餌を落としてやるだけという行為以上のものです。あなたのペットに対する愛情と、ペットを癒すために料理を作るという行動によって、両者の関係を作りあげます。

新鮮で常識を持って作った食事はヒーリング・フード

あなたと犬のヒーリング・コネクションとは、現在の居住環境において、最適のレベルで犬が生活する能力を注意深く観察し、研究することです。耐久力の訓練や肉体的な活動における柔軟性、体重、病気に対する許容性、食べ物に対するリアクション、ストレスや気候の変化に対する受容性などを観察と研究を通して行う必要があります。

「最高の健康」とは、ただ病気にかかっていないというだけではありません。それは常に変わる環境の変化にも素早く適応し、すべての活動を最適のレベル*¹ で行えるということです。

過去の犬の健康の状態を常に心において、最近の身体の「弱点」と「欠陥」を知り、サポートが必要な内臓や組織を癒す食べ物やサプリメントを加えてあげる必要があります。獣医師は、身体検査のあとに（必要であれば血液検査、レントゲンなど）、あなたの犬の病歴を調べ、何をもっとサポートし、補強すべきかということを指示してくれるはずです。

機敏さや、救助もしくはその他の肉体的な行動を、トレーナーと一緒にトレーニングをするとき、トレーナーにあなたの犬の健康状態や態度を報告しましょう。獣医師、ドッグ・トレーナーそして家族がチームとなって頑張れば、あなたの犬をさらに知ることができるでしょう。

> 汝がその中で見つけるであろう喜びのために食さず。
> 強くなるために食し、
> 天から授かった命を維持するために食すのである。
>
> 〜 「孔子」

犬の食事を作るときの要素とはなんでしょうか？

- 年齢、品種、性別。どの品種もそれぞれに違ったものを必要とする。食事を構成するときには遺伝も考慮にいれるということが、重要な要素のひとつ
- 品種の進化の歴史。あなたの犬の先祖はかつて何を食べて生き延びていたのか
- １年の気候と季節。食物は季節と共に変化するので、食事も必然的に変化する
- あなたの地域で手に入る食物の種類。あなたの地域で手に入る食物、あるいは世界の別の地域であっても、あなたのいる場所と同じ緯度にある地で産出される食物
- 活動のレベルと１日の運動量
- 食物のエネルギーにおける伝統東洋医学の理論。どの食物にも特別な医療的使用法があり、身体の健康に影響を与える
- あなたの犬の医学的、エネルギー的な状態。虚弱、欠陥、過度の陰／陽、炎症と老廃物の蓄積度

これらの要因に関するすべての研究と知識がある獣医師の指導で、あなたの犬をサポートする食材は何かを「常識」を持って判断を下すことができ、その結果犬の健康状態を改良し、最適な健康を維持するための食事の設計ができることでしょう。

　たとえば、犬の状態と環境にもよりますが、犬の中には高齢犬のようにもっと野菜を必要とするものもあり、また肥満気味の犬は炭水化物を減らして繊維成分を増やす必要があります。

　この本のレシピは、赤ちゃん犬から高齢犬まで、あなたの犬が必要とするものをサポートする情報を提供しています。

参考文献と注釈

[1] I. I. ブレクマン ： 著書 "Man and Biologicallly Active Substance", "The Effect of Drugs", "Diet and Pollution on Health", Pergramon Press, Oxford, England, 1980.

第6章
手作りサプリメントを作る方法

　ホームメイドの食事では、犬が必要とする栄養をすべて与えることができないと考える人も、中にはいるようです。主な問題は、多くの食事にはミネラルが不足しているということです。この原因の主な理由は、今日の多くの農家が化学肥料を使うために表面の土層が失われてしまうことにあります。土にミネラルが不足すれば、食物として食べる植物も、またその植物を食べて育つ家畜もミネラルが不足してしまいます。

　ミネラル、ビタミンが不足すると犬の身体は正しく機能しません。ドッグフード会社は、彼らの処方が科学的に試験をして実証されたものであると信じさせるでしょう。しかしこれらのテストは同じ品種の数匹の犬に、短い期間だけ行われたテストをもとにしているのです。ドッグフード会社の1日当たり最小限必用としている量は、非常に最少であり、長い期間における健康を考えた場合には最適ではありません。

　この本においての食事は、ドッグフード会社が提示する量とは異なってはいますが、あなたのペットが必要とする栄養をすべて網羅するサプリメントを含むよう考えて作っています。特別な問題に関しての、そのほかのサプリメントは、この本を通して記述しています。

シーブレンド・コンビネーション

　この多くの海の野菜と大麦若葉で作られたサプリメントは、皮膚疾患を持つ犬、赤ちゃん犬、成犬、高齢犬であまり野菜を食べない犬に効果があります。

海苔（刻んだものか粉状のもの）	20g
クロレラ	80g
水で戻したワカメ	40g
ケルプ・パウダー	100g
海藻（トサカノリ、テングサなど）	50g
大麦若葉	70g

すべての材料をミキサーにいれるか、コーヒー挽きに少しずつ入れてまぜます。
〈摂取量の目安〉
5-7kgの犬に対して小さじ1/4を毎日与えます。

栄養イースト粉

　このイースト、レバー・パウダー、グリーン・パウダーのブレンドは特に高齢犬や寄生虫などのために栄養不足になっているペットや、虚弱あるいは栄養不足の赤ちゃん犬に最適です。

醸造酵母、（もしくは栄養イースト）	340g
アルファルファのパウダー	60g
レバー・パウダー	120g
ブルー・グリーン・アルジー、もしくはスピルリナ	112g
ビーポーレン（花粉荷）	180g
牡蠣の殻のパウダー（もしくはオーガニック・ボーン・ミール）	200g

上記の材料をよくまぜ、ガラスの容器に入れて冷蔵庫で保存します。
〈摂取量の目安〉
15-7kgの犬に対して小さじ1/2杯を毎日与えます。

栄養オイル・ブレンド

　この油のブレンドは特に寒い地区に住んでいたり、余分な脂肪がエネルギー源として必要な犬や体力の維持が必要な犬、乾燥肌やたるんだ皮膚の犬には最適です。

　　ココナッツ油 120cc
　　ゴマ油（コールドプレス） 120cc
　　コーンもしくはキャノーラ油（オーガニック） 120cc
　　ビタミンEの4000ユニット（ビタミンEの400ユニットのカプセルを
　　　10カプセル使用し、カプセルに穴をあけて、油を出します）

すべてをまぜて茶色などの暗めの色が付いたビンに入れ、冷蔵庫で保存します。
〈摂取量の目安〉
10kgの犬に小さじ1杯を毎日与えます。

　ほとんどの材料は検索機能を使って材料名を入力すればインターネットで探せます。もしくは、オーガニックの海藻類は、「オーガニック・アラン・シーウィード」http://www.organicseaweed.jp/oas/ でも購入できます。

その他の市販のサプリメント

　アメリカにおいては、全米動物サプリメント協会（NASC）と呼ばれる機関が存在し、ペットのサプリメントの成分も正真正銘の天然由来のものだけに、この"NASC"のラベルが貼られてあるので、その製品に関しては品質保証されています。厳選された成分でサプリメントの開発に私が携わったResources社の製品も、この機関により承認されており、最もおすすめですが、2015年末現在は日本ではまだ取り扱いはされておりません。

　近い将来、輸入許可が降りて日本の代理店でもResources社製品の販売が開始されるとは思いますが、商品に関するご質問はNASCの設立に尽力を尽くし、アメリカでResources社製品を扱うGarmon社代表、Scott Garmon氏にお問い合わせください。

メール：scottg@naturvet.com

日本製のホリスティック・ブランドの商品に関しては、このNASCの承認が付いていないため、私としてはその成分に関する保証ができませんので、もよりのホリスティック獣医師にご相談ください。

Resources社以外のアメリカのペット用サプリメントで、NASCに承認された安心プロダクツで、上記Garmon社製品を含む日本でも購入できるものは、日本のネイチャー・ペット社で取り扱っています。詳細はお問い合わせください。http://www.naturvet-japan.com/

ドクター・バスコのおすすめサプリメント（Resources社）

Bone and Joint Maintenance
股関節形成不全やひじ形成不全、骨軟骨異形性の傾向にある赤ちゃん犬。

Joint Support Plus
関節炎のある高齢犬のためのグルコサミン、MSM、コンドロイチン、ナマコ、緑イ貝から作られたサプリメント。

Blood and Endurance Support
妊娠中の犬、皮膚疾患のある犬、貧血症、虚弱、持久力に乏しい犬に。

Canine Antioxidant Support
肝臓や腎臓などの高齢犬の疾患、殺虫剤に曝露された犬、ノミ、非ステロイド系の鎮痛剤、抗真菌薬、抗発作薬で肝臓を傷めている犬に。

CAS Options
この抗酸化性薬効のキノコはがんを患い化学療法を行っている犬や、これにより肝臓を傷めている犬に。

第 7 章

赤ちゃん犬、仔犬と成長期の犬のための食事

　犬の赤ちゃんは消化がよく、簡単に吸収できて、口に合い、成長を助ける多種のタンパク質、脂肪、ミネラル、ビタミンそして健康的で新鮮な食物が含まれた食物を必用とします。犬の赤ちゃんには最初は1日に4回食事を与え、4ヶ月になると、8ヶ月までは1日3回の食事を与えます。

　赤ちゃん犬が仔犬になると、もっと食物を必要とするようになり、毎週10%ほど量を増やすようになります。活動的な赤ちゃん犬であればそれ以上に必要とします。腸の寄生虫は食物、ビタミン、ミネラルの吸収を妨げるので、寄生虫の検査を受け、必要であれば治療をしてもらってください。回虫がいる多くの赤ちゃん犬は、匂いが強い軟便か、飲食の変化に伴い下痢をする場合があります。

　また、赤ちゃん犬に与える食事のほかに、その品種やエネルギーの消費量、健康状態などにもより、200g程度から数倍の食事を追加する場合もあります。次のレシピは何からはじめればよいかというヒントです。多様性と豊富なタンパク質と野菜を使うことが大切です。

餌の調理例

8-16週目の大型の赤ちゃん犬で1日4回食事を与えるものを基準とします。小型犬や極小犬には、この1回分の食事を2回以上に分けて与える必要があります。

最初の食事
ハンバーグとチーズかけごはん

カッテージチーズ	95g
炊いた白米	43g
生の(牛)挽肉をこねたもの*	100g
シーブレンド・コンビネーション(巻末付録B、P255参照)	小さじ1/2

* もし牛の挽肉ではなく鶏の挽肉や子羊、豚の挽肉であれば、これらの肉をまずミディアム・レアの状態に調理し、肉に含まれるバクテリアや寄生虫を殺虫してから加えます。

〈摂取量の目安〉
これは2食分で、同じ日にまた与えても翌朝に与えてもかまいません。

2回目の食事
スナック・ボーン*1 もしくはプロテイン・チャージ*2

スナック・ボーン
生の大きな肉つきのスープ用の骨(犬が飲み込めないような大きなもの)を1本。犬が骨にかぶりつく間は目を離さずに観察していること、そして10分-15分しゃぶらせたら取り上げます。骨は洗って容器に入れて冷蔵庫で保存しておきます。

プロテイン・チャージ
生卵1個を下記のものとまぜ合わせます

ヤギが牛のミルク(オーガニックのもの)	120cc
もしくは	
カッテージチーズ	48g-95g

3回目の食事
レバー&サツマイモ

調理したレバー	90g
蒸して潰した(あるいは焼いた)サツマイモ	50g
蒸して細かく切ったニンジン	25g

4回目の食事
プロテイン・チャージ

牛挽肉(生あるいは調理済みのもの)	50g-100g
カッテージチーズ	48g-95g
焼いたサツマイモ	50g-100g

与える量は犬の体重の増加と身体の大きさによって調整してください。

その他の赤ちゃん犬用レシピ

チャンピオン犬のための朝食

生の牛挽肉	100g
ロールドオーツ(エンバクの外皮を剥いて加熱し、ロールで押しつぶした加工品。なければオートミール)	25g
お湯	60cc
カッテージチーズ	95g
すりおろしたニンジン	大さじ2杯
栄養イースト粉(巻末付録C、P256参照)	大さじ2杯

ロールドオーツにお湯を加え栄養イーストとまぜ合わせます。10分ほどそのまま置きます。残りの材料をよくまぜ合わせて与えます。

⟨摂取量の目安⟩
犬の体重が4kgごとに約60gを1日4回与えます。

🦴 骨といろいろ

挽いた生の鶏の首の骨	200g
生の牛挽肉	100g
切った生の鶏のレバー	180g
調理してさいの目に切ったサツマイモ	200g
すりおろした生のニンジン	100g
トマト・ペースト	小さじ1杯
炊いた白米	140g
ココナッツ油	大さじ2杯
生卵	1個

前もってオーブンを180℃に熱しておきます。すべての材料をよくまぜ合わせます。これを6-8個の小さい平たい丸型に整えて、クッキングシートの上にのせてオーブンで30分ほど焼きます。与えるときは室温に冷ましてから与えましょう。

⟨摂取量の目安⟩
犬の体重が4kgごとに約60gを1日4回与えます。

🦴 挽肉とサラダ

サラダ菜を刻んだもの	
（ロメインレタス、ビーツ若葉、タンポポ若葉、キャベツ）	75g
炊いた白米	85g
生もしくは調理した赤身の挽肉	
（牛肉と七面鳥（鶏肉）と交互に使うとよい）	100g
シーブレンド・コンビネーション（巻末付録B、P255参照）	小さじ1杯
生卵	1個

卵とサラダ菜をボウルに入れてまぜて置いておきます。もうひとつのボウルに米、挽肉とシーブレンド・コンビネーションをまぜ、最初にまぜておいたものを合わせて与えます。

〈摂取量の目安〉
犬の体重が4kgごとに約60gを1日4回与えます。

レバー&スクランブル・エッグ

切ったレバー（牛、豚もしくは鶏）	90g
アルファルファ	15g
オーガニックのコーン油かヒマワリ油かココナッツ油	大さじ2杯
ブラウン・ライスケーキ（玄米のポン菓子で丸く固めたもの）	1個
パルメザンチーズ	小さじ1杯
生卵(溶き卵)	3個

フライパンに油を入れて中火でレバーを3分間炒めます。卵、アルファルファ、パルメザンチーズをフライパンに加える。卵が出来上がるまで調理し、ブラウン・ライスケーキを砕いて卵とレバーをまぜ合わせたものに加えてよくまぜます。

〈摂取量の目安〉
これを3回分の食事に分けて与えます。

病気の赤ちゃん犬の食事

赤ちゃん犬が病気である場合、回虫かダニかノミが多量に発生しているか、食の偏りによる栄養失調であることが考えられます。迅速に消化と吸収ができる食物を与えてやる必要があります。多くの市販の赤ちゃん犬用のドッグフード、とくにドライフードは消化するのが難しく、化学物質を含み、合併症を引き起こしかねません。家で作った食事であれば赤ちゃん犬の回復機能を消化機能にストレスを与えずにサポートするので、これらの問題も解決することができるのです。

下痢を鎮静する食事

炊いた白米、サツマイモ、ヤム芋、煮たニンジン、生姜パウダー、ココナッツ・ミルク、パパイヤ

赤ちゃん犬にまず回虫がいないことを確認するために、獣医師により定期的に検便を行ってください。もし赤ちゃん犬に熱がある場合（40℃度以上）、もしくは普通以下の体温（38℃）の場合は、獣医師にすぐに連絡しましょう。

一般的に赤ちゃん犬は回虫がいるときや、食べるべきでない食物（市販の食物やおやつ）、靴やソックスなどの家にあるものなど食べた場合に下痢をするようです。これらのレシピの食事を与えても2日以上下痢が続く場合は、獣医師により検診を受けてください。これらのレシピは赤ちゃん犬のお腹の調子が悪いときはいつでも使用できます。

寄生虫のいる赤ちゃん犬の食事

この食事は回虫やノミが異常発生していて、貧血気味の赤ちゃん犬の健康を促進します。この食事を5-7週間与え、それからこの章にあるその他の食事に切り替えて与えてください。

材料	数量	調理法
鶏、豚もしくは牛のレバー	180g	噛みやすい大きさに切って、鍋に大さじ1杯のサラダ油を入れて、5分間ほど唐揚げにする
白米（炊いたもの）か焼いたサツマイモ（潰したもの）	340g程度	米、もしくは焼いたサツマイモをレバーと共にフライパンに入れる。120ccの水を加えてさらに10分煮る

カッテージチーズ	190g	レバーと白米のミックスが室温に程度に冷めたら、カッテージチーズ、ニンジン、卵、シーブレンド・コンビネーション（巻末付録B、p255参照）をまぜ合わせてプラスチックの容器に入れて冷蔵庫で保存する。
ゆでたニンジンをすりおろしたもの	50g	
生卵	1	
シーブレンド・コンビネーション	小さじ2杯	

〈摂取量の目安〉
5-10kgの重さの犬に対して、その他の食事と共に1日2回100g程度ずつ与えます。

追記（寄生虫のいる赤ちゃん犬の食事）

（6-14週）の赤ちゃん犬にはその犬の病状がかなり重くない限りは、サプリメントは与えません。必用な栄養素は私がここで書いている食事に含まれているからです。しかし、6ヶ月以上の若い犬には、栄養イースト粉（巻末付録C、P256参照）とシーブレンド・コンビネーション（巻末付録B、p255参照）を与えることをおすすめします。

下痢の症状がある赤ちゃん犬のレシピ

炊いた白米*	340g
ココナッツ・ミルク	120cc
水	240cc
鶏の胸肉（小さく切ったもの）	240g
生姜パウダー	小さじ1/2杯

＊ 白米2カップの代わりに、焼いて潰したサツマイモ（皮を剥いたもの）を使ってもかまいません。

　1.8ℓサイズのソースパンに水と鶏を入れて強火で沸騰するまで煮ます。とろ火にして蓋をし、20分煮ます。ココナッツ・ミルク、生姜パウダーを足してさらに3分煮ます。これに米を加えてよくかきまぜ、火からおろします。

〈摂取量の目安〉
1日3回、3日間にわたってこれをそれぞれ約60g-120gずつ与えます。

赤ちゃん犬用の献立（3-6週間の犬）

　もし母犬が母乳で赤ちゃん犬を育てられなかったり、何らかの事情で授乳ができない場合でも、赤ちゃん犬は食べ続けなくてはなりません。哺乳瓶からお乳を飲ませるか、もしくはお皿からミルクを飲ませてください。私自身は、大豆の副産物と化学品を含んだ合成ミルクが好きではありません。よってここに、まだミルクもしくは液体の食事が必要な赤ちゃん犬のための、ミルクの代わりになるレシピを紹介しておきます。

　獣医師に赤ちゃん犬の便を回虫がいないかどうか顕微鏡で2週間に1度、赤ちゃん犬が16週になるまでは検査をしてもらってください。下痢、嘔吐と膨張したお腹の症状が赤ちゃん犬に現れたら、腸に寄生虫が発生したと考えられます。あるいはたまに、大豆や牛のミルクが身体に合わないために起こることもあります。

ヤギのミルク（牛乳）と栄養イーストの献立

ヤギのミルク（無糖練乳の場合は、1/2カップの水で薄める）、または牛乳	240cc
栄養イースト粉（付録C、p256参照）	大さじ2杯
シーブレンド・コンビネーション（巻末付録B、P255参照）	小さじ1/2杯
生卵の黄身	1個
もしくは	
ヤギのミルク（牛乳）	240cc
栄養イースト粉（付録C、p256参照）	大さじ2杯
スピルリナ	小さじ1/2杯
プレーン・ヨーグルト（生きている培養菌入り）	大さじ2杯
バター	大さじ1杯

　すべての材料をミキサーにいれて、約1分かきまぜます。泡が全部消えるまで待って、哺乳瓶かお皿に入れて与えます。

〈摂取量の目安〉
犬の体重が4kgごとに約60gを1日4回与えます。

赤ちゃん犬のための初めてのおかゆ(4-6週)

赤ちゃん犬が6週目を迎えたら、小さく切ったレバー(生)、スクランブル・エッグ、カッテージチーズ、ヨーグルトをミルクごはんの代わりに使います。

私としては市販の赤ちゃん犬用の固形の食事は、その成分に問題があるように思うので、おすすめできません。また、ドライフードは消化に悪く、炭水化物や防腐剤、そのほかの化学品を多く含んでいます。この粗悪な成分の材料を摂取している場合、敏感な品種の赤ちゃん犬が大人になったときに、フード・アレルギーを起こすようになったりします。

一般的に、ドライフードは、炭水化物を多く含み適度のミネラルが不足していますので、大型犬(グレートデン、ジャーマン・シェパード、レトリバー、ウルフハンドなど)の赤ちゃん犬は、成長においてその骨格に異常をきたすことがあります。

ヤギのミルク(牛乳)とエンバク(オートミール)のおかゆ

水	120cc
ヤギのミルク(なければ牛乳で代用)	240cc
炊いていないエンバク(またはオートミール)	40g
スピルリナ(オプション)	小さじ2杯
生卵	2個

エンバクをミルクと水でエンバクが炊き上がるまで鍋で煮ます。まだ温かいうちに、卵とスピルリナをエンバクに加え、ミキサーでまぜます。もし必用であれば、水を少し加えて薄めてからでもかまいません。

〈摂取量の目安〉
犬の体重が4kgごとに約60gを1日4回与えます。

ミルクと大麦

牛乳	240cc
水	120cc
ハトムギ	50g
フレーク状の大麦	45g
バターかココナッツ油	大さじ2杯

　すべての材料をソースパンに入れてまぜ、沸騰させたあと、15分ほどとろ火で煮ます。ミキサーを使って、よくまぜ、冷ましてから与えます。
〈摂取量の目安〉
犬の体重が4kgごとに約60gを1日4回与えます。

敏感なおなかのための補助食品

炊いた白米かお餅	170g
ココナッツ油（缶）	100cc
プレーン・ヨーグルト（生きている培養菌入り）	100cc
水	120cc

　すべての材料をミキサーに入れ、2分ほどまぜます。泡がなくなるまで待って、お皿か30㎖入りのシリンジに入れて、食事ごとに与えます。
〈摂取量の目安〉
1kgの体重に対して約60gを1日3回与えます。

 成長期の犬　成長期の犬、4-6ヶ月で、16-18kgの犬

　大型犬は、成長期に急激に成長するので、この時期に摂取する食事にタンパク質とミネラルの量を増やすことが大切です。通常の食事にさらに七面鳥や牛肉などの生の挽肉や、カッテージチーズ、栄養イースト粉（付録C、p256参照）やシーブレンド・コンビネーション（巻末付録B、p255参照）*などを食事に加えるとよいでしょう。

この値を用いましょう　タンパク質40％：でん粉30％：野菜30％

＊ 生の豚、子羊、ウサギや鮭、淡水魚は寄生虫がいる可能性が高いので、生では与えないことをおすすめします。

　犬の飼い主の中には、これらの食事を毎回与えようとはしない人もいますし、「ナチュラル・ブランド」と付いた製品や、獣医師にすすめられたそのほかの市販のフードをその代わりに与える人もいるようです。私は酵素（これらの食事を吸収しやすくするために）と、シーブレンド・コンビネーション（巻末付録B、p255参照）と一緒に栄養イースト粉（付録C、p256参照）を交互に与えることをおすすめします。

1回目の食事
オートミールとチーズの朝食

1日を高カロリーの食事ではじめます。
- カッテージチーズかヨーグルト......95g
- シーブレンド・コンビネーション（巻末付録B、p255参照）......小さじ1杯
- 蜂蜜......小さじ1杯
- 生もしくはゆでた卵......1個
- 有機コーン油......小さじ1杯

すべてをよくまぜて、炊いたオートミール20gの上にかけて与えます。

2回目の食事
お肉と愛情たっぷりの野菜シチュー

　このレシピには大きな鍋が必要です。お肉たっぷりのシチューは蓋をして室温になるまで待ってから与えます。そして骨は取りはずして、おやつのために置いておきましょう！半分は冷凍し、残りは翌日のために冷蔵庫に入れておきましょう。

スープ用の骨(牛か豚)	640g
新鮮な生姜	大さじ2杯
玄米	520g
ニンジン(切ったもの)	400g
ブロッコリー(切ったもの)	500g
ホウレン草	600g
セロリ(切ったもの)	200g
牛の心臓もしくは牛のレバー(切ったもの)	540g
七面鳥(鶏肉)の挽肉	720g
水	3360cc(約17カップ)
ガーリック	3かけら

　大きな鍋に水を3360cc入れその中にスープ用の骨、ガーリックと生姜を入れます。1度沸騰させてから30分ゆっくりと煮ます。残りの材料を入れ、低温で調理を続けます。15分ごとにまぜます(必用であれば水を追加してもかまいません)。

〈摂取量の目安〉
16-23kgの犬であれば約200gずつ、1日2回、オートミールとチーズの朝食や挽肉とサラダなどの食事と共に与えます。

3回目の食事
挽肉とサラダ

無農薬で育った牛挽肉(生)	200g
もやし	35g
ロメインレタス	25g
栄養イースト粉(付録C、p256参照)	大さじ1杯
パルメザンチーズ	小さじ1杯

　ロメインレタスともやしを切り、挽肉とまぜます。栄養イースト粉とチーズをふりかけて与えます。

〈摂取量の目安〉
付録―J、p264参照

成長期の犬のためのその他のレシピ

🦴 アラスカ鮭（天然鮭）と卵

缶詰めのアラスカ天然鮭（もしくは市場で手に入る天然鮭か鮭缶）	120g
焼いたジャガイモ（さいの目切り）	100g
蒸したもしくは生のブロッコリー（細かく切る）	125g
栄養イースト粉	小さじ2杯
固ゆでの卵	1個

　鮭を真水でよく洗い、余分な水分を搾り取ります。鮭をジャガイモとブロッコリーとまぜます。卵を刻んでイースト粉に入れ、一緒に全部をまぜ合わせてから与えます。

〈摂取量の目安〉
付録—J、p264参照

🦴 刻んだレバーとズッキーニ（キャベツ）

牛レバー（切ったもの）	180g
ズッキーニ（さいの目切りのもの）、キャベツ[*3]	160g
細く切ったニンジン	100g
水	100cc
オリーブ油	大さじ2杯
シーブレンド・コンビネーション（巻末付録B、p255参照）	小さじ1杯

　フライパンにオリーブ油を入れ、レバーを中火で5分ほど炒めます。水を加え、ズッキーニ（キャベツ）とニンジンを入れます。中火で蓋をしめてさらに10分火にかけます。シーブレンド・コンビネーションを入れて、全部をよくまぜ合わせます。室温程度に冷ましてから与えましょう。

〈摂取量の目安〉
付録—J、p264参照

夏の食事

牛挽肉(煮たものか生) 200g
カッテージチーズかヤギのチーズ 95g
パパイヤかトマト(新鮮なものか缶詰) 110g
生のイタリアン・パセリ(みじん切り) 大さじ2杯

挽肉とパセリ、トマトをまぜ合わせる。チーズを加えてよくまぜる。

ヒント

前のページに記述したレシピは、あなたが実際に使える例で、これらを違う種類の肉やでん粉、野菜など、手に入るものを使って、ご自分で調整してもかまいません。
もしあなたの犬の体重が16-18kg以上、あるいはそれ以下の場合は、与える量を調整してください。一般的には10-12kgの体重がある活動的な若い犬に対しては1日2回約200gずつを与えます。

〈摂取量の目安〉
もしあなたの犬が16-18kg以上や以下であれば、カップに入れて与える量を調整してください。一般的なガイドラインを参考にしましょう。1カップは10-12kgの活動的な若い犬が1日に2回摂取する食事の量となります。

成長期の犬に大切なサプリメント

　品種によってその成長をしっかりと促すためには、それぞれ違った栄養が必要です。よって目的によって違ったサプリメントが必要となります。ミネラルは食べ物を正しく取り入れるために必用で、骨、歯の成長と心臓、腎臓、肝臓などの内臓の発達には欠かせません。万能のミネラル・ミックスはシーブレンド・コンビネーションで、第6章(p72)で示したものです。またその他のハーブや栄養補助食品は若い犬の現在と将来の健康をどのように促進してゆくかに合わせて使用することをおすすめします。

大きな仕事をする品種の犬は一般的に肩や臀部、ひじの形成異常、脊柱変形などの離断性骨軟骨炎（OCD）の関節障害を起こしやすくなります。青年の犬が関節、骨、靭帯に必要な栄養をしっかり取るために下記のサプリメントをおすすめします。

- ビタミンC　500mg -1000mgを1日2回
- Bone & Joint Support*4

回虫が再発した若い犬、手術や病気から回復したばかりの犬、敏捷性のトレーニングを受けている犬、野菜を毎日食べない犬は下記から栄養補給ができます。

- Blood and Endurance Support*5

ドーベルマン、アイリッシュ・ウルフ・ハウンド、コッカスパニエル、ボクサーなどの犬種は、一般的に心臓病になりやすい傾向があります。下記のサプリメントは、初期の心臓病発病が起こる可能性を少なくする働きがあります。

- タウリン　1000mg -2000mg、1日2回
- Lカルニチン　500mg -1000mg、1日2回
- ビタミンC　500mg -1000mg、1日2回
- コエンザイムQ10　30mg -60mg、1日1回
- 牛の心臓

コリー、シェルティーと猟犬の種類で、網膜疾患になりやすいものは下記の抗酸化剤が効果的です。

- ルテイン
- リコピン
- ビルベリー
- カロチノイド、アスタキサンチン
- スピルリナ、クロレラ、ブルー・グリーン・アルジー
- 卵
- 食物-ケール、トマト、ピーマン、黄色いパプリカ、寒流にいる魚、ビーツ若葉、ホウレン草、ニンジン

この章のポイント

- 犬の検便を行いましょう。一般的な健康診断は獣医師*6により2ヶ月に1度は受け、必要であればもっと回数を増やしましょう。
- 毎週、食材をいろいろと変えましょう。
- いろいろと食材を変えながら、どれがよくてどれが合わないかを観察します。
- 「欠乏」しているものを観察しましょう。たとえば乾燥肌、毛並みがよくない、毛が抜ける、寄生虫、動作が鈍い、体重が軽いなど。
- 大型犬の赤ちゃん犬は「極小犬」よりも、もっと肉を食べる必要があります。
- 「過度」の状態を観察します。興奮状態、掻きむしる、かゆみ、皮膚に急性湿疹、耳と毛が油ぎっている、強い匂い、下痢、体重の変化など。
- 自分の犬をよく知りましょう。

参考文献と注釈

*1 12週目以上の赤ちゃん犬

*2 11週目より若い赤ちゃん犬

*3 ズッキーニの代わり：キャベツ、ブロッコリー、ケール、タンポポ、ビーツ

*4 Resources社製サプリメント　成分：ナマコ、パーナ貝、ビタミンC、アルファルファ・パウダー、中国の補血剤または米国NASC指定の関節サポート用のサプリメントをおすすめします。参照：http://www.naturvet-japan.com/

*5 Resources社製サプリメント　成分：レバー・パウダー、当帰、アルファルファ、レッド・クローバー、レッド・ラズベリー、円葉当帰、クコの実、イエロードック、クロレラ。または米国NASC指定の総合栄養補助用のサプリメントをおすすめします。参照：http://www.naturvet-japan.com/

*6 私はドッグフード会社からの知識以上に栄養のことをよく知り、とくに抗酸化物質、ミネラル、ハーブのことに詳しく、それらを自分自身や家族、そしてペットに実際に使用している獣医師をおすすめします。

第8章

2-8歳の成犬の食事

　私は犬のブリーダー、犬のオーナー、獣医師と35年にわたり、彼ら独自の食事の構成について助言してきました。

　犬のための食事のレシピを作りあげるには、ドッグフードの袋に記載されている、微量のミネラル、ビタミン、エッセンシャル・オイル、酵素、腸内善玉菌、抗酸化物質などのような添加物よりも、もっとほかに考えるべき要素があります。

　犬の食事を作ることにおいては、「正しい」材料と適当な鍋を使うことよりも、さらに大事なことがあります。それは「正しい」態度あるいは意図を持って作ること、穏やかな気持ちで、楽しみと愛をもって作ることです。この気持ちは作る食べ物に導入されてゆきます。

　何年もの間、料理の作り方やホームメイドのペットフードについて教えてきたことで、私は材料の測り方や計算の仕方をもっと簡単にそして「親しみやすく」しました。材料を毎回計算しなくても、量(たとえばカップ)と値を用いることで、犬の飼い主、つまりあなたは簡単に、そして効率的にあなたのペットのために食事を作ることができるのです。

> 健康でバランスの取れた成犬の食事を作るときに用いる量の計測の一般的なテンプレートは、タンパク質と脂肪源を1＋でん粉1＋野菜1、あるいは値が1：1：1

　たとえば、カッテージチーズ約200g＋調理したサツマイモ200g＋調理した各種野菜200g＝ビーグル犬サイズの犬の2食分

　これに加えて、それぞれの犬の必要に応じて、適当なサプリメントを追加することができます。翌日には、でん粉と野菜はそのままでカッテージチーズを肉と取り替えることができます。

　タンパク質と野菜は季節によって、手に入るものを利用することで変化をもたせることができます。肉類、魚、そしてほかのタンパク源に関しては、週代わりでローテーションさせるとよいでしょう。活動的な犬(狩猟犬、レース犬、機敏さをトレーニング中の犬)は普通の犬よりもタンパク質と脂肪がもっと必用となるので、その値も増やすべきです。その場合は1：1：1を1.5：1：0.5にするとよいでしょう。

　でん粉は含まれているカロリー、ビタミン、ミネラルからエネルギーを与えてくれます。与えるでん粉の量はその犬の活動量、状態、体温と品種によって違います。寒い地区に住む犬は、普通よりももっと「炭水化物」を必要とします：彼らの値は1：1：1から1：1.5：0.5に変えられます。たとえば肉200g＋炊いた玄米280g＋野菜100g。

　肥満の犬、高齢犬と「カウチ・ポテト」になって家のソファーで寝そべっている犬は、少なめのエネルギーでよいかわりに、内臓と血液の「解毒」作用のために、野菜をもっと摂取する必要があります。それによって体重を減少させることもできるでしょう。これらの犬のための値は1：0.5：1.5で、たとえば肉カップ200g＋炊いた玄米約100g＋調理した、もしくは生の野菜300gとなります。

　覚えておきたいのは、気候とあなたが住んでいる地理的な条件が、犬にとって何が必要かを示すものとなります。たとえば犬が乾燥地帯に住んでいたら、質のよい脂肪酸が犬の皮膚の乾燥を防ぎます。また暖かい湿気の多い地区に住んでいるとエネルギーはそれほど必要ではありません。よって少なめの脂肪と炭水化物でよいのですが、寒い

気候に住む犬は暖かく保つために、逆にこれらの栄養が必要となります。

あなたの犬を注意深く観察し、食べ物がどのように犬のエネルギー・レベル、体重、皮膚、匂い、目の明るさや態度に影響を与えるかをチェックします。

食物源

下記のリストから（季節、および利用できるかなどによって変更したり、ローテーションでき、1：1：1の値の構成で作りあげることができる）、自分で健康的なレシピを作ってみてください！

タンパク質

子羊、豚、牛肉、鶏、鴨、ウサギ、カンガルー[*1]、レバー（牛、鶏、豚）、カッテージチーズ、ヨーグルト、魚（鮭、本マグロ、イワシ）、卵（調理済みもしくは生）、海藻、発酵大豆（納豆、味噌、テンペ）、豆、レンズ豆[*2]

野菜

20％生のサラダ（レタス、もやし、ビーツ若葉、トマト、アボカド）＋80％調理した野菜。カボチャ、ニンジン、ビーツ、ブロッコリー、キャベツ、チンゲンサイ、セロリ、パセリ、タンポポ若葉、トマト、アスパラガス、スイス・チャード、ケール

でん粉

白米もしくは玄米、雑穀、大麦、オートミール、サツマイモ、ジャガイモ、カブ、カボチャ、タロ芋（ポイ＝タロ芋をすりおろしたハワイの食べ物）、餅、キヌア

脂肪含有物

麻、もしくは亜麻の種油、ココナッツ油、全乳、子羊、豚、鶏、鮭、タラ、オヒョウ、エビ、牡蠣、トウモロコシ、紅花もしくはヒマワリ油、アボカド

成犬（2-8歳）のレシピ

オール・アメリカン・シチュー

シチュー用の牛肉（かたまり）	800g
ジャガイモ	400g
サヤインゲン	200g
ニンジン	400g
セロリ	200g
パセリ	30g
月桂樹の葉	1枚
ガーリック	1かけら
黒こしょう	小さじ1/2杯
海塩	小さじ1杯
トマト・ペースト	大さじ5杯
オリーブ油	大さじ4杯
水	2400-2880cc（カップ12杯から15杯程度）

　大きなスープ鍋に、油を熱し、肉が茶色になるまで炒めます。水、トマト・ペースト、野菜全部と細かく砕いたスパイス類を加えます。沸騰させて火を弱めたあと、蓋をして1時間から1時間15分煮ます。

〈摂取量の目安〉
巻末付録─J、P-264参照

アスパラガスとレバー炒め

アスパラガスの茎[*3]（細く切ったもの）	80g
鶏のレバー	90g
炊いた白米か玄米	85g
オリーブ油	大さじ1/2

油を中華鍋かフライパンに入れて中火の強で熱し、アスパラガスを加えて3分加熱します。鶏のレバーを入れ、火を中火に弱めてよくかきまぜます。5分調理し、火からおろし、米を入れて鍋の中で、室温になるまで冷やしてから与えます。

〈摂取量の目安〉
巻末付録—J、p264参照

基本のシチューとスープストックのレシピ

このレシピは中型から大型犬用にたくさんの食物を作らなくてはならない人にはおすすめです！ このシチューを作るたびに材料はいろいろとバラエティ豊かに変えていくとよいでしょう。

大きな料理鍋*4に3.8ℓの水を入れ、下記の材料を加えます

セロリ*5	200g
ビーツ(ダイコン)	200g
パセリ	30g
干しシイタケ(オプション)	32g
バジルの粉	小さじ2杯
生姜パウダー	小さじ1杯
ガーリック(オプション)	4かけら
海塩	小さじ1杯
肉のついた骨(牛の首、鶏の背中か首、ポークリブの骨か子羊のすね肉、もしくは混合で)	480g

鍋に水を入れて沸騰させ、火を弱くして蓋をして45分弱火で煮ます。もう少し長く煮ると、骨からミネラルが浸出するので、長く煮てもかまいません。この「スープの基本レシピ(付録E、p257参照)」は、レシピを作り始める最初のステップです。これをあとで使うために冷凍しておいても、あるいは下記の材料を追加してシチューを作ってもよいでしょう。

炊いていない玄米(または大麦、キヌア、ソバの実)	260g
ビーツもしくは、カブ	400g

ブロッコリーもしくはキャベツ	500g
濃い緑の葉野菜	
（ホウレン草、スイス・チャード、ケール、チンゲンサイなど）	300g
肉、さいの目に切るか、挽肉にした牛、七面鳥（豚肉）、鶏、牛のシチュー肉、子羊	
（ひとかたまりずつ交代に使ってもよい）	1200g
レバーもしくは心臓：豚、鶏か牛（これはオプションで、	
犬にもっとタンパク質が必要だと感じたときに、この分を追加する）	180g
ニンジン	400g

　材料を入れた鍋を沸騰させ、何度もかきまぜながら火を弱めて5分間煮詰め、再びまぜて蓋をします。45分間煮るか玄米が出来上がるまで煮ます。骨がとがっていないか噛むことはできるが飲み込めない場合を除き、骨や鍋に浮いた灰汁はとりのぞきます（第4章の「骨は？　骨も食事の一部として組み入れるべき？」、p63を参照）。

〈摂取量の目安〉
巻末付録―J、p264参照

玄米オムレツ

卵	2個
挽肉（牛肉か七面鳥）	100g
炊いた玄米	70g
サラダ菜（切ったもの）	150g
サラダ油	大さじ1杯

　フライパンか中華鍋に入れた油を中火で熱し、肉を3分炒めます。サラダ菜を加えてサラダ菜と肉を1分間まぜ合わせます。卵をかきまぜて玄米とまぜ、鍋の中に入れて卵が固まるまで熱を加えます。

〈摂取量の目安〉
大型犬なら1食分、小型犬なら2-3食分。

🦴 鶏肉と野菜のシチュー

鶏(骨もすべて)	丸ごと1羽
ニンジン(切ったもの)	400g
ブロッコリー(切ったもの)	500g
緑黄色野菜(切ったもの)	600g
ガーリック	4かけら
新鮮なバジルの葉	5gか、乾燥バジルの粉小さじ4杯
玄米	520g
セロリ(切ったもの)	200g
ハワイアン・ソルト(なければ天然塩)	小さじ1杯

　すべての材料を大きなシチュー鍋に入れて沸騰させます。よくかきまぜて蓋をし、熱を弱めて煮込みます。20分ごとにまぜ、米が炊き上がるまで、約1-1.5時間煮ます。大きな足の骨は取り除き、そのほかのものは潰します。小型犬ならば、残った骨はフードプロセッサーに入れて細かく砕き、ほかの食べ物とよく混ぜ合わせるか、もしくはすべてを圧力鍋で炊くとよいでしょう。できあがったものは冷蔵庫で3日間のみ保存できます。

〈摂取量の目安〉
巻末付録―J、p264参照

🦴 鶏のレバー&卵

殻付きの生卵	1個
茹でた麺類(和ソバ、ホウレン草入り麺、キヌアなど)	100g
生の鶏のレバー	90g
調理したジャガイモ	100g
レタス(切ったもの)	25g
パルメザンチーズの粉	小さじ1杯
小麦胚芽	小さじ1杯

卵を殻ごとつぶして麺類とまぜ、置いておきます。鶏のレバーとレタス、ジャガイモを別のボウルでまぜ、パルメザンチーズと小麦胚芽を加えます。すべてを一緒によくまぜて、室温程度に冷めるまで10分置いてから与えます。

〈摂取量の目安〉
巻末付録―J、p264参照

オリエンタル・ライス・キャセロール

鶏肉か豚肉の挽肉	480g
炊いた白米	170g
サツマイモ（小さく切ったもの）	200g
切ったブロッコリー	250g
切ったチンゲンサイかキャベツ	170g
肉のスープストック6	240cc
ピーナッツ油かココナッツ油	大さじ3杯

鍋に油を入れて熱し、挽肉を中火の強で5分間炒めます。サツマイモを加えてさらに5分間炒め、手早くかきまぜます。肉のスープストックを加えて、すべての野菜を入れて蓋をします。沸騰させたあと、弱火で20分間煮ます。米を加えてよくまぜ、蓋をして30分間置きます。食べる前に室温程度まで温度を下げてから与えます。

〈摂取量の目安〉
巻末付録―J、p264参照

簡単で手早くできる食事

生の牛の挽肉[*7]	200g
炊いた玄米	140g
ゆでたミックス・ベジタブル	150g
シーブレンド・コンビネーション（巻末付録B、p255参照）	小さじ1杯
栄養イースト（巻末付録C、p256参照）	小さじ1杯

すべての材料をよくまぜて与える。

〈摂取量の目安〉
犬の大きさや体重により、1-3回分の食事ができます。

🦴 中華鍋で作る豚肉料理

豚の挽肉	400g
ゆでたソバの麺	400g
チンゲンサイかキャベツ(細かく刻む)	170g
中くらいの大きさのトマト(千切り)	110g
ブロッコリー	250g
生卵(溶いたもの)	1個
肉のスープストック(「スープの基本レシピ」(付録E、p257参照))	240cc
サラダ油	大さじ2杯

中火の強で中華鍋に油を入れて、火を弱めて20分煮ます。火からおろし、卵を入れてよくかきまぜます。ソバを入れて、室温程度にさましてから与えます。

〈摂取量の目安〉
巻末付録―J、p264参照

夏の(暖かい気候の食物)レシピ *8

温度が非常に暖かく、湿気が多いか、もしくは暑い場合、食べ物によっては犬に不快感を与えたり、皮膚疾患を起こしたりします。「身体を冷やす」そして「平性」の食べ物をこの季節の間には与えることをおすすめします。

🦴 肉ともやしとホウレン草

挽肉(牛)	200g
緑豆のもやし	70g
切ったホウレン草	200g

炊いた大麦	80g
肉のスープストック（「スープの基本レシピ」（付録E、p257参照））	240cc
ココナッツ油	大さじ1杯

　フライパンか中華鍋で油を熱して挽肉を入れ、強火で5分間炒めます。もやしとホウレン草を加えて一緒にまぜながら5分炒めます。肉のスープストックを加えて沸騰させ、火からおろして大麦をまぜます。室温程度に冷ましてから与えます。

〈摂取量の目安〉
巻末付録―J、p264参照

合い挽き肉と野菜

牛の挽肉	200g
豚の挽肉	200g
すりおろしたニンジン	100g
さいの目切りにしたトマト	110g
ホウレン草	100g
炊いた白米か大麦	255g
肉のスープストック（「スープの基本レシピ」（付録E、p257参照））	240cc
オリーブ油	大さじ1杯

　フライパンか中華鍋に油を入れて中火で熱し、肉を入れます。5分間炒めて、野菜を加え、もう10分間炒めます。余分な脂肪を取り除きます。肉のミネラル・スープストックを加えて沸騰させ、火を弱めて蓋をします。10分間煮詰めます。火からおろし、米を加えて室温に程度に冷めるまで待って与えます。

〈摂取量の目安〉
小さい食事2-4回分。

麺と豚肉

ゆでた和ソバの麺	200g
豚の挽肉	200g
刻んだホウレン草	200g
卵(溶いたもの)	2個
チアシード	小さじ1/2杯
オリーブ油	大さじ1杯
肉のスープストック(「スープの基本レシピ」(付録E、p257参照))	120cc

フライパンを中火の強で熱し、油と豚を入れます。5分間炒めて脂肪分を捨て、ホウレン草を加えて豚肉とよくまぜます。さらに5分間炒め、溶き卵、肉のスープストック、チアシードをかきまぜてから鍋に加えます。ソバを入れてまぜ、火からおろして室温程度に冷ましてから与えます。

〈摂取量の目安〉
巻末付録―J、p264参照

北欧のおやつ

缶詰のイワシをよくゆすいで水気を切ったもの	120g
炊いた玄米か白米	70g
固ゆでの卵(細かく刻む)	2個
生のキュウリ(皮をむいて角切り)	30g
小麦胚芽	小さじ1杯
パルメザンチーズ	小さじ1/2杯

イワシを玄米(もしくは白米)とまぜます。別に、卵と小麦胚芽、パルメザンチーズとキュウリをまぜます。最後に全部を一緒にまぜて与えます。

〈摂取量の目安〉
巻末付録―J、p264参照

🦴 豆腐オムレツ

生卵(溶いたもの)	3個
豆腐(さいの目切り)	100g
シーブレンド・コンビネーション(巻末付録B、p255参照)	小さじ1/2杯
ヒマワリ油(有機農法のもの)	大さじ1杯
すりおろしたニンジン	100g
緑豆かアルファルファのもやし	15g
パルメザンチーズの粉	小さじ1杯

卵とシーブレンド・コンビネーション、ニンジン、もやしをまぜて置いておきます。鍋を中火の強で熱し、豆腐を入れます。豆腐の両面を2分ずつ焼いて小さく割って、チーズの粉をふります。火を弱めてから卵をまぜたものを入れて蓋をし、卵が出来上がるまで焼きます(2分)。

〈摂取量の目安〉
巻末付録—J、p264参照

冬(寒い気候)のレシピ

気候が非常に寒くて、風が強くて湿気もあるとき、サラダ菜やレタス、トマト、キュウリ、ビーツ若葉、ホウレン草などの生野菜、生の魚、生のフルーツは犬に不快感を与え、関節炎や腎臓病を悪化させることもあります。この気候に置いては「温性」「平性」の食べ物を与えるとよいでしょう(巻末の表1 p265と表2 p266を参照)。

🦴 鶏肉と皮などの残り物*9

鮭の皮に身と脂が残っているところ	200g
鶏のもも肉で骨を取り除いたもの(脂は付いたままにしておく)	200g
ビーツ(ダイコン)をスライスし茹でたものか、缶詰のビーツ	100g
カボチャかヤム芋(焼いてさいの目切りにしたもの)	70g
ココナッツ油	大さじ2杯

ガーリック（みじん切り）	1かけら
パセリ（みじん切り）	15g
もやし（緑豆かアルファルファ）	15g
肉のスープストック（「スープの基本レシピ」（付録E、p257参照））	240cc

　油を熱し、鶏肉と鶏の脂肪、ガーリックを鍋もしくは中華鍋に入れて強火で3分炒めます。火を中火にして肉のスープストック、鮭の身と皮、カボチャまたはヤム芋、ビーツとパセリを入れます。沸騰させてからさらに5分煮ます。火からおろしてもやしをまぜます。室温程度に冷めてから犬に与えます。

〈摂取量の目安〉
巻末付録―J、p264参照

肉と米のシチュー

鶏か子羊の肉（刻んだもの）	400g
白米か玄米（炊いていないもの）	340g
キャベツ	340g
ビーツかダイコン	200g
鶏の脂（子羊を使うなら不要）	60cc
乾燥シイタケ	3つ
ガーリック	3かけら
生姜パウダー	小さじ1杯

　大きなシチュー鍋に、鶏の油を入れ、ガーリック、生姜パウダーと肉を一緒に強火で5分炒めます。ビーツ、キャベツ、シイタケ、米を鍋に入れ水を入れて蓋をし、沸騰させます。火を弱めて蓋をします。弱火でそのまま1時間煮詰めます。10分か15分おきによくまぜます。

〈摂取量の目安〉
巻末付録―J、p264参照

冬の子羊（豚肉）のシチュー

子羊の厚切り肉（豚肉）	800g
ジャガイモ	400g
カボチャ	140g
セロリ	200g
ガーリック	4かけ
ブロッコリー	500g
ニンジン	200g
生姜パウダー	小さじ1杯

　野菜をすべて小さく切ります。大きな鍋に材料を全部一緒に入れ、材料より5センチほど上になる程度に水を入れます。沸騰させ火を弱めて1時間半煮詰めます。15分おきにかきまぜます。室温程度に冷ましてから与えましょう。

〈摂取量の目安〉
10-12kgの体重の犬につき約100gずつを1日2回与えます。残ったものは1日分ずつに分けて冷凍しておきましょう。

ズッキーニ（ナス）とパンとベーコンのサラダ

ベーコンの油　（もしくはシュマルツ*（動物性食用油）もしくは鶏の油）	大さじ1杯
オリーブ油	大さじ1杯
スライスした全粒パン（残りものでOK）	1枚
蒸したズッキーニ（ナス）	80g
果肉入り野菜ジュース	大さじ2杯、
もしくは残りのサラダ菜	40g
豚、鶏か七面鳥の挽肉	50g
ガーリック	1かけら

　ガーリックを刻んで、ベーコンの脂肪、ラードもしくは鶏の脂肪とオリーブ油を2分間

中火で炒めます。挽肉とズッキーニ（ナス）を加えます。中火で5分間炒め、サラダ菜もしくは果肉入りジュースを入れてよくまぜます。さらに5分間炒めて、よくかきまぜます。火からおろし、細かくちぎった食パンを入れてよくまぜて蓋をします。20分間そのまま置いて、室温程度に冷ましてから与えます。

〈摂取量の目安〉
上記は12-14kgの犬の1回分です。

* シュマルツは鶏かガチョウの脂肪を精製したもの。

小型犬と極小犬のレシピ

牛の心臓（牛レバー）の炒め物

刻んだ牛の心臓（牛レバー）	200g
パセリ	30g
千切りにしたニンジン	100g
アボカド	1/2個
炊いた玄米	140g
ガーリック	1/2かけら
オリーブ油	大さじ2杯

　中華鍋かフライパンを中火で熱します。オリーブ油を入れ、ガーリック、パセリを入れて2分炒めます。牛の心臓を入れて5分間炒めます。ニンジンと玄米を入れ、中火にしてさらに10分炒めます。火からおろして、切ったアボカドを入れてよくまぜます。室温程度になるまで冷ましてから与えます。残りは冷蔵庫で保存しましょう。

〈摂取量の目安〉
5-7kgの犬に対して約100gずつ与えます。

鶏肉、スイス・チャード（ホウレン草）、キャベツの炒め物

刻んだ鶏肉	200g
スイス・チャード（細か切ったもの）、もしくはホウレン草	100g
キャベツ（細かく刻んだもの）	85g
ココナッツ油	大さじ2杯
ガーリック（千切り）	1/2かけら
生姜パウダー	小さじ1/2
乾燥ブルーベリー	小さじ1杯

　中華鍋かフライパンに油を入れて熱し、生姜とガーリックを一緒に入れて1分炒めます。鶏肉を焦げ目が付くまで2分ほど強火で炒めます。火を弱め、スイス・チャード（ホウレン草）、キャベツを入れて5分ほど、葉がやわらかくなるまで炒めます。火からおろし、ブルーベリーをふりかけます。室温程度に冷まして与えましょう。

〈摂取量の目安〉
5-7kgの犬に対して約100gずつ与えます。

土鍋で作る鶏レバーと豚肉の料理

鶏のレバー	180g
豚肉（小さく切る）	600g
サツマイモ（角切り）	200g
ブロッコリー（刻む）	250g
白米か玄米	320g
ガーリックのかけら	3かけら
生姜パウダー	小さじ1/2杯
海塩	小さじ1/2杯
ココナッツ油かオリーブ油	大さじ1杯

　材料をすべて土鍋に入れ、材料から2.5㎝くらい上まで水を加えて弱火にかけます。数時間このまま煮ます。室温程度に冷まして与えましょう。この材料で3日分ほどある

ので、残ったものは冷凍しておくとよいでしょう。
〈摂取量の目安〉
7-10kgの犬には約100g-150gを1日2回与えます。

🦴 卵と肉のスクランブル

溶き卵	3個
ヤム芋もしくはサツマイモ（蒸すか焼いたもの）	大さじ6杯
ハンバーグか豚の挽肉	大さじ6杯
すりおろしたニンジン	大さじ1杯
オリーブ油	大さじ1杯

　フライパンに油を入れて熱し、肉を入れ10分炒めます。ヤム芋かサツマイモ、ニンジンを加えてさらに5分炒め、卵を入れます。火を止めて、10分間そのままにしてからまぜます。室温程度に冷ましてから与えます。
〈摂取量の目安〉
5-7kgの犬に対して約100gずつ与えます。

🦴 魚の料理

魚（生でも料理したものでもよい、骨抜きのもの）	200g、
もしくは缶詰のツナ（洗ったもの）	2缶
炊いた白米	170g
生のサラダ菜	150g

　すべてを一緒にまぜ、醸造酵母を小さじ1杯加えます。
〈摂取量の目安〉
これだけの材料で2-3回分の食事ができます。

ハンバーグ・オムレツ

卵（溶いたもの）	2個
牛挽肉（生）	100g
炊いた白米	170g
オリーブ油	大さじ1杯
ガーリック	1/2かけら

　フライパンで油を熱し、中火の強でガーリックを炒めます。挽肉をこねてから加え入れ5分炒めます。玄米と挽肉を一緒に炒める。そこに溶き卵を入れ、火を中火にしてさらに2分炒めます。火からおろし、しばらく置いて、室温程度に冷めてから与えましょう。

〈摂取量の目安〉
この材料で、5-7kgの犬用に2食分できます。

レバーとレタスとチーズ

レバー（鶏か豚）	90g
レタス（細く刻んだもの）	50g
焼いたジャガイモ（皮を剥いてさいの目切りにする）	1個
カッテージチーズ	47g
ヒマワリ油	大さじ1杯

　フライパンを中火の強で熱し、油とレバーを入れ、3-5分炒めます。中火にしてレタスとジャガイモを加えてよくまぜます。さらに3-5分炒める。火からおろしてカッテージチーズを加え、よくまぜて室温程度に冷ましてから与えます。

〈摂取量の目安〉
この材料で、1-2食分できます。

中華鍋で作る、クイック・ブロッコリー料理

挽肉(生)	100g
大豆のもやし	35g
ブロッコリー（もしくは緑の野菜：チンゲンサイ、ホウレン草、ケール、スイス・チャード）	60g
ピーナッツ油	大さじ3杯
ガーリック・パウダー*	小さじ1/2杯

中華鍋に油を入れ中火の強で熱し、ガーリックを入れます。挽肉を入れて10分炒めます。もやしと緑の野菜を入れ、さらに10分炒め、よくかきまぜます。火からおろして室温程度に冷まします。

〈摂取量の目安〉
上記は12kgの犬の1食分。

* 多くの情報源ではガーリックは「犬にとって毒」とされています。私がレシピで使うものは赤血球を傷めるようなものではありません。このレシピにある以上の量のガーリックは使わないでください。もし信用できないと思うようであれば、ガーリックなしで作ってください。

スナック&クイック・ミール

下記の食事を炊いたごはん、大麦、雑穀、キヌアもしくはサツマイモ200gと共に与えます。

- 鶏の卵を生かゆでたもの ... 1個か2個
- ゆでたあるいはグリルした海の白身魚（マヒマヒ（シイラ）、鯛、バターフィッシュ（銀だら）、鮭） ... 100g
- 野菜（生かゆでたもの：ニンジン、ブロッコリー、もやし） ... 100g、これらはすりおろして生卵1個もしくはカッテージチーズ大さじ1/4とまぜ合わせてもよい。
- カッテージチーズ ... 95g
- 茹でた鶏のレバー ... 90g

- 豚100gをクレソンもしくはビーツ若葉（もしくはホウレン草）100gとともに炒める。オリーブ油で炒める
- トマト（55g）＋アボカド（大さじ2杯）と溶き卵2つ。すべてまぜてオムレツを作る（犬2匹分）
- ベビーフードの缶詰で肉フレバーのもの。子羊、鶏、レバーもしくは七面鳥。これをベビーフードの缶詰のジャガイモ、カボチャもしくはそのほかの野菜のものと一緒にまぜる。肉2に対して野菜1になるようにする。
- ホームメイド・パスタ・トマト・パスタかペスト・ソースと肉の細切れを入れたもの。
- オムレツ。卵2個＋ゆでた野菜50g（2食分）
- 缶詰のツナ（水煮のもの）と炊いたご飯かジャガイモをまぜたもの。

第6章（p71）で述べたサプリメント（シーブレンド・コンビネーション、栄養イースト粉、必須・ブレンド）をあなたが作った食事にプラスすれば、完璧な食事となります。

成犬のためのサプリメント（第6章参照）

ほとんどの場合、第6章（シーブレンド・コンビネーション、栄養イースト粉、栄養オイル・ブレンド、これとあなたの作る食事で一食完成）で述べたサプリメントを追加すればよいでしょう。土壌劣化と栄養分枯渇により、私たちが食べる植物や動物が食べる植物は、多くのミネラルが欠乏している恐れがあります。ミネラルはビタミン、軟骨、抗酸化性物質を作り、食物を消化し、有効利用することを効果的に助ける力があります。

シーブレンド・コンビネーションは、すぐれたミネラルのほとんどを補い、クロロフィル、抗酸化性物質、酵素も供給します。

オメガー3はフィッシュ・オイルに含まれ、すぐれたいくつかの油から構成され、脳、目、神経組織、肌、髪の毛、関節を保護するとともに修復し、犬の体重も健康に保つことができます。1000mgから6000mgのフィッシュ・オイルを毎日、犬の体重や状態に合わせてあげるとよいでしょう。

ビタミンCは、犬の身体の中でも合成されますが、ビタミンCを追加で与えることで肝臓のストレスを低めて保護し、抗酸化物質をリサイクルする働きをします。このビタミ

ンは多くの内臓や免疫機能にも活力を与えます。犬の年齢やコンディションにより、一日2回250mgから3000mgを与えることをおすすめします。

ビタミンBは、毎日同じ食事を与えたとしたら不足してしまいます。これは栄養イースト粉を与えることで補えます。

獣医師にあなたの犬の健康状態を半年ごとに検診してもらうようにしましょう。

 この章のポイント

- これらのレシピを使用する最もよい方法は、ひとつひとつ順番に作ってあなたの犬に与えてみることです。どの犬も好みや必要とするものが違うものです。レシピをローテーションで使うことで、ミネラルのバランスも取れ、あなた自身もあなたの犬にどれがよくてどれがよくないか、わかるようになるでしょう。
- 私は普通、犬に与える肉の種類を3、4日ごとに違ったものに変えています。野菜もローテーションで使うことで、抗酸化物質、ミネラル、ビタミンをあなたが与える食事から広い範囲で得ることができるということを頭において使います。

もし私の犬が野菜を食べたがらなかったら?

- もしあなたの犬が野菜を食べることを拒否するか、野菜をほとんど残すようであれば「グリーン・ドリンク」(付録のH、P260参照)を作り、食事を出す前に食事にそれを加えます。そうすれば必用な栄養は液体として与えることができます。5kgの犬に対して大さじ1杯を1日2回与えるとよいでしょう。

私の犬が新しい食べ物に対してなんらかの拒否反応を示したら?

- 犬の中には、野菜の繊維質に慣れるまで、数日間軟便になることもあります。それ以上軟便が続けば、野菜の消化を助けるために腸内善玉菌が必用かもしれません。
- もし犬にかゆみが現れたり、足を噛んだり、発疹が出たり、嘔吐したり、大量の下痢をした場合、食べ物の材料の中にアレルギーを起こすものが含まれている可能性があります。この場合、レシピの材料となったものを書き出し、それらの材料を含まないレシピで作ってみてください。
- これらのレシピを絶対に市販のドライフードおよび缶詰のドッグフードとはまぜ合わせないでください。まぜ合わした場合、どういうことになるか、個々の犬に関する予

測はできかねます。下痢や嘔吐、もしくは重度の膨満を来たすこともあります。
- 現在与えているものをやめて、新しい食べ物を与えてみてください。最初のうちは、数日、少量を与えてみてそれから少しずつ量を増やしていくとよいでしょう。

どのくらいの量を犬に与えればよいでしょう?

- 私のレシピにおいて、あなたの犬に「どれくらい与えるか」は、
    5kgの犬に対して約100gを1日2回
- この量は、犬の活動状態や運動レベル、代謝値、甲状腺機能、体重と筋肉の組成に対する脂肪量などに応じて、10-25%減らしても増やしてもかまいません。
- 半年に1度は獣医師によってあなたの犬の健康診断をしてもらうようにしましょう。
- 糖尿病や病気がない限り、犬には1日2回食事を与えます。もしあなたの犬が病気であれば、獣医師に相談してください。
- 食事のあと、運動をさせるのは少なくとも1時間待ってからにしましょう。これはウォームアップ、長い散歩、ランニング、遊びを含みます。
- 興奮していたり、運動や熱のために息切れしている犬には決して水をすぐに与えないでください。犬が少し「落ち着く」のを待って、食事を与える前に水をあげてください。
- 楽しみながらこれらの食事を作ってください。あなたにもわかるかと思いますが「人間もこれらの食事を食べられる」のです。本当です!

参考文献と注釈

*¹ ウサギ、七面鳥、カンガルーは低脂肪で肥満の犬、食物に対するアレルギーがある犬、じとじとした湿疹や発疹のある犬には最適です。

*² ガスを除去するために、調理する前2日ほど水につけてよく洗いましょう。肉に対するアレルギーのある犬に一時的に与えるのにはよいでしょう。

*³ ほとんどの人はアスパラガスの茎を切って捨てますが、これらは犬の食物として利用できます。繊維質、ミネラル、抗酸化物質が豊富に含まれています。

*⁴ ステンレス製で底が銅製のものが一番よく、火にかけても焦げにくいです。

*⁵ すべての野菜はひと口サイズ大程度に切ります。トイ種の小型犬は、野菜をもっと細かく砕くか、材料すべてをフードプロセッサーにかけて、「カリカリ状」よりも「ペースト状」にして与えたほうがよいでしょう。

*⁶ 「スープの基本レシピ」（付録のE&F p257、258を参照）

*⁷ 生の肉を与えるときは、人間の食用肉のみを使います（動物の餌用ではない）。お茶の出がらしの葉を小さじ1杯/200gの生の挽肉に入れてまぜておくと冷蔵庫で長く持ちます。

*⁸ 第3章　東洋からの食の知恵　「寒性の食事」（p15)参照。

*⁹ カボチャや鮭など、夕食や前の日の食事の残りがあることが多いと思うので、これらを「リサイクル」して犬のごはんにします。

第9章

一般的な健康と健康維持のための食事法

 ## 高齢における特別な状態のための食事

　高齢犬に食事を与えるとき、その質はとても大切な要素です。年老いた犬は良質のタンパク質（高生物値）を必用とし、食事の材料も厳選する必要があります。彼らの内臓機能は、年齢に伴う退化により衰え、消化、吸収、解毒作用に影響を及ぼします。高齢犬の体内に老廃物がたまると、腫瘍やがんを引き起こし、腎臓、肝臓、心臓などの内臓機能にストレスをかけます。

　高齢犬は食物の中の無機化合物と化学物質や水に影響を受けるので、地元で産出される無農薬の肉と野菜をバイオダイナミック農法（太陰暦に基づく農業暦にしたがった種まきや収穫方法）や有機農法を使っている農場から買うとよいでしょう。市販のドライフード、ビスケット、ミート・ジャーキー、ミルク・ボーンは避けてください。これらは廃棄副産物から作られ、抗酸化機能にストレスを与えて、炎症、感染、結晶や結石を作ってしまいます。

　有機無農薬で抗生物質や農薬を含まない食品を買いましょう。果物、野菜とサプリメントで食事の中に抗酸化物質を補うことで、細胞に与える過激なダメージを減らし、延命につながります。

抗酸化サプリメント*¹ もしくは、
下記のいくつかの成分を含むものをおすすめします*²。

- 小麦若葉
- 大麦若葉
- クロレラ
- ビタミンE
- N-アセチルシステイン
- αリポ酸
- ビタミンC
- アスタキサンチン、ゼアキサンチン、ルテイン、リコピン、ポリフェノール、フラボン
- ブルーベリー、チェリー、クランベリー、キウィ、パパイヤ、ノニ
- ブロッコリー、キャベツ、アスパラガス、トマト、カボチャ、ガーリック、ビーツ若葉、タンポポ若葉、アブラナ科野菜の若葉、ニンジン、うすい豆、チンゲンサイ、空心菜、菜心（チョイサム）、シイタケ、マッシュルーム、ヒラタケ

　一般的に、犬に特別な問題がなければ、それぞれのカテゴリー（腎臓、心臓、関節炎）において次のレシピを、毎週ローテーションで与えることをおすすめします。

老齢あるいは高齢犬のための食事のヒント

- 高齢犬はバラエティ豊かな種類の肉、野菜と穀物を必用とする
- 老いた犬の中には、消化機能が衰えているため、少量を1日3回摂取する必要がある。そのほかの犬は1日1回もしくは2回の食事を与える
- あまり活動的でなかったり、体重が増える傾向にある場合は、穀物を止めて食事の量も制限して、食事の量を与えすぎないようにする
- 老齢犬は少なめの食事でよいが質がよく、バラエティには富んでいるようにする
- 毎回食事のあとは（まず最低45分は休ませてから）、必ず10-20分散歩すること
- あなたの犬のことをよく知ること。犬によって必用とするものは違う
- すべての犬は「おもらし」や便秘、膀胱炎を避けるために寝る前に散歩をさせる
- 市販の犬用のおやつやスナック類、ビスケットやクッキー、ミート・ジャーキー、豚の耳などは与えないように。これらは塩分を多く含み、高齢犬の健康にはよくない。そのかわりに果物、野菜、焼いたサツマイモ*³を与える

- 経験豊かなホリスティック獣医師により少なくとも半年に1回検診してもらうこと

 ## 腎臓病の食事

多くの犬は腎臓や膀胱の病気を持っています、その理由は、
- ドライフードのみを食べている
- 安物のタンパク質、無機化合物、化学物質、不溶性ミネラルを含む市販の食物を食べているのでこれらが敏感な腎臓細胞に重大なダメージを与える
- ドライフードを食べているときに、十分な水を飲んでいない
- 水に多種のミネラルや金属が含まれすぎている

腎臓病を持つ犬のためのタンパク質の必要量については、獣医師の中でもいろいろな説があって、混乱しています。中にはタンパク質を含む食事は減らすほうがよいという獣医師もいるでしょう。これは部分的には正しくありません。タンパク質は、多くの市販のドッグフードに含まれるような安価な質の乏しいものであれば、確かに問題を引き起こしてしまいます。

- 合成タンパク質
- ボーン・ミール（肉骨粉）
- 蹄（ひづめ）、羽、肉の副産物、「肉のあらゆる部位を挽肉にした加工品」
- 穀物、大豆と小麦のグルテン

これらのタイプのタンパク質は体に消化、代謝させるとき、腎臓で浄化されるべき多くの老廃物と灰分を体内で作りだします。高い生体値を持つタンパク質源は、腎臓に対して与えるストレスは少なめとなります。

さらに、高生体値を持つプロテインとして、伝統東洋医学における腎臓を健康にサポートする食物を与えましょう。

伝統東洋医学の見地

タンパク質

肉の代替食品	理想的な肉
カッテージチーズ	レバーなら鶏、子牛もしくは牛
ヨーグルト、牛乳	腎臓*4なら牛、子羊もしくは豚
卵	心臓なら牛もしくは鶏
アサリ（はまぐりなど）	筋肉なら鶏の胸肉または子羊
	七面鳥、鴨、豚
イワシ	レバーなら鶏、仔牛もしくは牛
小豆	レバーなら鶏、仔牛もしくは牛

野菜

シイタケ、袋茸、クレソン、パセリ、セロリ、タンポポ若葉、アスパラガス、ブロッコリー、えんどう豆

でん粉

雑穀、大麦、白米

腎臓のサプリメント

タウリン（もし腎臓やレバー肉を食べさせていないのならば）、コエンザイムQ10、冬虫夏草、シイタケ、マンネンタケ、柴苓湯、サルノコシカケ、オメガ3　フィッシュ・オイル、L-アルギニン、NAC（N-アセチルシステイン）

ハーブ

ジオウ、当帰、タンジン、チョウセンゴミシ、サネブトナツメ、マシュマロウの根、ノニ、イチョウ、ネナシカズラ、トウモロコシの毛、パセリ

一般的に、前述のタンパク質、野菜、でん粉と腎臓のサプリメントは、すべての高齢犬に用いることができます。これらについては、ホリスティック獣医師にお問い合わせくだ

さい。

獣医師による監視はとても大切です。あなたの犬の腎臓の機能は下記と共にチェックしてください
- 獣医師により健康診断をしっかりと受ける（1年に3回）
- 検尿（年に1回）を受ける。
- 腎臓機能を調べる血液検査を3-4ヶ月ごとに行い、尿素窒素（BUN）、クレアチニン、塩分（Na）、カリウム（K）、クロリン（CL）、マグネシウム（Mg）、リン（p）、対称性ジメチルアルギニン（SDMA）の量を測る
- 超音波検査（重度の腎臓や膀胱の病気の場合、1年に2-3回）を受ける

腎臓機能をサポートするレシピ

アルロのごはんと肉料理

炊いた白米かハトムギ*	340g
切った豚肉か牛肉	100g
切った鶏のレバー	90g
サラダ用の野菜各種：ブロッコリー、ニンジン、クレソン、レタス	200g
ディルの種	小さじ1/2杯
オリーブ油	大さじ3杯
つぶしたガーリック	1かけら
生卵（溶き卵）	2個
水	120cc

* つねに炊いたご飯か大麦を冷蔵庫に入れておきましょう。米を炊くときは、塩分の低い鶏のスープストックか骨で炊きます。玄米は、頻尿を引き起こすことがあるので、腎臓に問題のある犬にはおすすめできません。

中華鍋かフライパンで油を熱し、ディルの種、ガーリックを入れて中火で1分間炒めます。肉を入れてまぜ、中火でさらに5分炒めます。野菜と水を加えて沸騰させます。火を弱めて卵を入れ、よくかきまぜます。炊いた白米を入れ、まぜてから蓋をします。火を

止めて室温程度に冷めるまで待って与えます。
〈摂取量の目安〉
この材料で4食分です。

チーズ風味の卵と野菜

カッテージチーズ	95g
固ゆで卵	1個
蒸したえんどう豆か上記の野菜のいずれか（細かく切る）	70g
オメガ3フィッシュ・オイル	小さじ1杯
炊いた雑穀	80g

すべての材料をよくかきまぜて与える。
〈摂取量の目安〉
巻末付録―J、p264参照

鶏のレバーとビーツ―最高の抗酸化性料理

蒸したあるいはゆでたビーツ（さいの目切り）、またはダイコン	100g
蒸したあるいはゆでたニンジン（さいの目切り）	100g
鶏のレバー（切ったもの）	180g
乾燥シイタケを水で戻したもの（小さく切る）	3つ
固ゆで卵	1個
有機キャノーラ油か、バージン・オリーブ油	大さじ1杯
ガーリック	1/2かけら

鍋を中火で温めて油を入れ、シイタケ、ガーリックを入れ、鶏のレバーを中火で5分炒めます。ビーツ（ダイコン）、ニンジンを入れてさらに10分炒めます。すべてをよくかきまぜ、最後に切ったゆで卵をまぜ室温程まで冷まして与えます。
〈摂取量の目安〉
上記は小型犬の3食分。

🦴 魚とごはん

イワシの缶詰(よく洗ったもの)	1缶
白米	170g
千切りにしたパセリ	大さじ2杯
パルメザンチーズ	小さじ1/2杯

　パセリとイワシ、パルメザンチーズと白米を別々にまぜておきます。最後に一緒にまぜて与えます。

〈摂取量の目安〉
巻末付録―J、p264参照

🦴 魚とヤム芋(サツマイモ)

海の魚(鮭、キハダマグロ)	大さじ4杯
サラダ菜(刻んだもの)	大さじ4杯
ヤム芋か焼いたサツマイモ	大さじ4杯
オリーブ油	大さじ1杯
ゴマ油	小さじ1杯

　フライパンにオリーブ油とゴマ油を入れて強火で熱し、魚とサラダ菜を入れます。強火で3分炒めます。サツマイモかヤム芋を加えよくまぜ合わしてから、火からおろします。室温程度に冷ましてから与えます。

〈摂取量の目安〉
巻末付録―J、p264参照

🦴 ギズモのデンバー・オムレツ

卵(溶いたもの)	3つ
水	大さじ3杯

七面鳥か豚か鶏の挽肉	100g
ガーリック	1/2かけら
バジル・パウダー	小さじ1/2杯
白マッシュルーム(みじん切り)	50g
パセリ(細かく刻んだもの)	15g
オリーブ油	大さじ2杯
蒸したニンジン(細く切ったもの)	50g

　フライパンで油を熱し、ガーリック、バジル・パウダーを1分中火の強で炒めます。肉、パセリ、マッシュルームを追加します。5分間、よくかきまぜながら炒めます。卵を溶いて水とニンジンを一緒にまぜ、そこに肉などを炒めた中に加えます。蓋をして火を弱めます。

〈摂取量の目安〉
小型犬用に3-4食分。

腎臓機能低下のための食事

小豆*	160g
大きめのスープ用骨(豚か牛)	1本
牛か子羊の腎臓(刻んだもの)	200g
(もし手に入らなければ、牛か鶏のレバーを使用)	
七面鳥(あるいは鶏)の挽肉	400g
鶏のレバー	360g
ハトムギ	100g
白米	160g
乾燥シイタケ*	35g
さいの目切りの野菜(セロリ、パセリ、アスパラガス、ブロッコリー)	600g
水	1440cc (約8カップ)

* 小豆はよく洗って一晩水につける。乾燥シイタケつけた水はこの料理に使いましょう。

　豆をスープ用の骨と一緒に1440ccの水とともに45分間煮ます。すべての肉を加え

(腎臓やレバー)沸騰させ、火を弱め、蓋を閉めて15分に煮詰めます。野菜、ハトムギ、米とシイタケを加えます。蓋をして45分煮ます。骨を取り除いてよくまぜ、いくらかは冷凍しておき、残り3日分ほどは冷蔵庫に入れて保存します。

〈摂取量の目安〉
10-12kgの犬に対して約200gを1日2回与えます。

ミルキー・エッグとごはん

牛乳	120cc
生卵(溶いたもの)	1個
醸造酵母	小さじ1杯
炊いた白米	85g
ココナッツ・ミルク	大さじ2杯

牛乳、ココナッツ・ミルク、卵、醸造酵母を一緒にまぜ、炊いたごはんの上にかけて与えます。

〈摂取量の目安〉
巻末付録─J、p264参照

骨と関節の修復のための食事

関節炎の食事は、この章に書いた食事ととてもよく似ており、化学物質が含まれておらず、ミネラルの量が多いもの、炭水化物の量が低く、オメガ3脂肪酸が多いものが必用とされています。また、私はここに「温まる」ことのできるスパイス、生姜やガーリックなど血液循環に効果があり、寒い気候に順応するためにサポートできるものを加えました。

例　寒い冬の子羊(鶏)料理

鶏か子羊の肉(刻んだもの)	400g
白米	320g

キャベツ	340g
ビーツかダイコン	200g
鶏の脂肪(もし子羊を使う場合は必要なし)	60cc
乾燥シイタケ	3つ
ガーリック	3かけら
親指サイズの生姜	1

大きなシチュー鍋に、鶏の脂肪、ガーリック、生姜と鶏もしくは子羊を入れ、強火で5分炒めます。ビーツかダイコン、キャベツ、シイタケと米を加え、蓋をして材料から約2.5cm程度上まで水を入れて沸騰させます。弱火にし、蓋をして1時間煮ます。10-15分ごとにかきまぜます。

〈摂取量の目安〉
巻末付録―J、p264参照

関節炎は、気候が寒くなったり、風や雨が強くなると悪化するので、犬の食事には下記の「温性」食物を加えることをおすすめします。厳しい気象条件において、犬の身体は環境に反作用するので、私はこれらの食べ物をレシピに含めています。

「身体を温める」食物のリスト

肉
- 鶏、子羊(調理したもの)
- 牛肉の骨(スープと共に)
- 子羊の腎臓
- 本マグロ、鮭、鯉、鱒、ウナギ、かます、網にのせて焼いたり、直火で焼いたり、中華鍋で炒めたもの
- ムール貝

調理した野菜
- ビーツ
- カブ
- ニンジン

- うすい豆
- パセリ
- 生姜、ガーリック、ネギ
- マスタードキャベツ（高菜など）

穀物
- 和ソバ、玄米、もち米、ハトムギ

油
- 大豆油（大豆にアレルギーがある犬には使用しないこと）
- ココナッツ油

関節炎・神経痛の保護医薬品[*5]

　関節、軟骨、靭帯の機能をサポートし修復するサプリメントは犬の残りの人生においては必要となるものです。

- コンドロイチン　パーナ貝、ナマコ、牛もしくは鶏の軟骨、加水分解コラーゲン、ヒアルロン酸
- グルコサミン・サルファもしくはHCL（塩酸）
- メチルサルフォニルメタン（MSM）
- ビタミンC
- マグネシウム
- ビタミンE（アルファートコフェロール）
- 大角ゴマ

　これらはフィッシュ・オイル（オメガ3）と共に炎症や関節における根本的な損傷を与えることを防ぎます。

クイックでヘルシーな食事

卵、牛肉とブロッコリー

卵	2個
牛の挽肉	100g
ブロッコリー	125g
ガーリック	1/2かけら
炊いたごはんか焼いたサツマイモ	200g

　卵をかきまぜ、すべての材料を一緒にして中華鍋で15分調理します。室温程度に冷ましてから与えます。
〈摂取量の目安〉
巻末付録―J、p264参照

チャーハンとグリーン・サラダ

子羊が七面鳥の挽肉（なければ鶏の挽肉）	100g
炊いた白米か玄米	170g
ガーリック・パウダー	小さじ1/2杯
生姜パウダー	小さじ1/2杯
残ったサラダ	75g
ココナッツ油	大さじ2杯

　油とガーリック、生姜を中華鍋かフライパンで中火の強で1分炒めます。挽肉を加えてさらに5分炒めます。サラダの残りと白米を一緒にまぜ、さらに3分間炒めます。火からおろしてご飯を加え、よくかきまぜます。室温になるまで待って与えます。
〈摂取量の目安〉
巻末付録―J、p264参照

🦴 オメガ3魚の食事

魚（生か調理したもので、骨のないもの） .... 200g、
　もしくはその代替品としてツナ缶 2缶
炊いた白米か玄米、あるいは代替品として焼いたサツマイモ 170g
生のサラダ菜 150g

すべてを一緒にまぜて与えます。

🦴 鮭の鶏油炒め

　食事を用意したり、食べた後には、いつも「残りもの」が出てしまいます。このレシピは栄養のある食物をむだにせずに使えます。

鮭の皮 60g
鶏の脂肪 100g
ビーツ（茹でたもの）、またはダイコン 100g
カボチャか、もしくは大きなスクウォッシュ（焼いて細かく切ったもの） 70g
ガーリック 1かけら
パセリかセロリ 大さじ2杯
もやし 140g

　鶏の脂肪、ガーリックをフライパンにいれ強火で3分炒めます。火を中火にし、鮭の皮、ジャガイモ、ビーツ（ダイコン）、パセリかセロリを加えます。さらに5分炒め、火からおろしてもやしを入れます。

この章のポイント

- 以上に述べたレシピをローテーションで与えることで、犬は必要なタンパク質、脂肪や炭水化物を得るだけでなく、質のよいミネラルと抗酸化物質も得ることができます。
- 新しいレシピがもし腸内ガスを発生させたり、下痢を引き起こしたりというような、消

化における問題が発生したら、その食物に対応できないか、材料の何かにアレルギーがあることが考えられます。この問題が起こったら、レシピを考えなおしましょう。まず少量を与えてみましょう。1日3-4回与えるか野菜をひとつ取り除いてみましょう。

- 犬の中には新しい食事を喜んで、あわてて食べてしまったり、よく噛まなかったりすることで、消化不良を起こします。興奮状態がおさまってから、少量を与えるようにしましょう。ペットのために料理をすることは学びのひとつでもあり、犬が何を必要としているかをよく知ることができるようになるでしょう。
- スパイスで消化を助けるのは、生姜、クミン、バジル、フェンネル、パパイヤです。一般的には、食べ物約400gに対して小さじ1/2杯ですが、もし犬が慣れてきたらもう少し加えてもかまいません。
- もし犬が野菜をあまり食べないようであれば、「グリーン・ドリンク」(付録のH p260参照)を作り、犬の食事に大さじ2-4杯まぜて与えましょう。
- 高齢犬には「おやつ」は与えてはいけません。
- 問題をかかえている高齢犬は、1年に数回検診を受けさせましょう。

参考文献と注釈

[*1] 好ましい抗酸化系のサプリメントとしてリソース社の製品をおすすめします。Resources: www.kemin.com/animals/pets/supplements または米国NASC指定の抗酸化系サプリメントをおすすめします。参照：http://www.naturvet-japan.com/

[*2] どの程度飲ませるかは専門の獣医師に相談しあなたのペットとの病状に合った量を与えましょう。

[*3] 第15章の「簡単にできる食事、スナックとおやつ」p217参照

[*4] 腎臓を調理するときは、最初に切ってからよく洗い、お茶の中に1時間漬け込み、すすいでから、料理に使います。お茶につけることで料理をするときに出る匂いを押さえることができます。

[*5] ResourcesブランドのJoint Support PlusあるいはGCM Plusは高齢犬に効果的です。www.kemin.com/animals/pets/supplements または米国NASC指定の関節サポート用サプリメントをおすすめします。参照：http://www.naturvet-japan.com/

第10章

皮膚病やアレルギーの食事法

　ペットの飼い主は時間やお金、そして努力をほかのどのような疾患よりも皮膚疾患に関して費やすことが非常に多いようです。犬の飼い主の皆さんは、私のところにもセカンド・オピニオンを聞くために長年にわたってやってきます。私の経験では、皮膚病に関する最大の原因は食物だということです。私のところにやって来る95％の犬は、ほかの獣医師のもとで市販のドッグフードを食べていた犬たちなのです。

　多くの市販のペットフードは、皮膚や免疫機能を健康に保つのに必要な栄養を欠いていることが多く、その代わりにホルモンや化学物質、無機化合物、農薬などが含まれているのです。市販のペットフードは、加工食品のうえに、遺伝子組み換えなど、質の悪い材料を使っているため、犬はアレルギーになりやすくなります。

> **私のところにやって来る95％の犬は、ほかの獣医師のもとで市販のドッグフードを食べていた犬たちなのです。**

　食物のアレルギーは、皮膚疾患のもっとも多い原因のようです。これらのアレルギー反応は、二次的なバクテリアとカンジダ膣炎などを併発します。炎症を手当てするだけでは、本当の意味での回復にはつながりません。

私の経験では、市販のペットフード（たとえそれば「ホリスティック・ブランド」であっても）ではなく、もっとバランスの取れた、ホームメイドの食事を人間用の新鮮な材料で作ることにより、アレルギーによる皮膚疾患の50％は数ヶ月で、高い薬を使わなくてもよくなります。

　犬によっては、食べ物の中のどの材料でアレルギーを起こしているのかを知るために、食事をいろいろとローテーションさせた上で、原因を見つけるまで材料をひとつずつチェックしてゆく必要があります。

食べ物のアレルギーの症状とは？

下記のひとつもしくはそれ以上の症状が見られます。
- 足の指の間に発疹ができる
- 耳が熱くなって、耳垢が多く、次々と耳の感染症状が起きる
- 背中、腹の下側、後ろ足、もも、横腹、顔と首に発疹ができる
- かゆみが続く（掻痒症）
- 慢性的に足を噛む
- 皮膚と耳から悪臭がする
- ブドウ球菌やカンジダ菌などの二次感染がある
- 下痢、吐き気、嘔吐
- 行動に問題が出る。興奮したり、攻撃的であったり、食事の選り好みが激しくなる

　赤ちゃん犬でいろいろな種類の人間用の肉、魚、チーズ、卵、野菜、穀物を市販の赤ちゃん犬用フードの代用として使った場合にアレルギーがでる場合がたまれにあります。

なぜペットに食物アレルギーがあるのか？

- 犬種によっては、ほかの犬種よりも食べ物に対して非常に敏感なものもあり、「遺伝」的にアレルギーになりやすい傾向を持っていることもある
- 甲状腺に欠陥を持つ犬は、食物アレルギーの影響を受けやすい
- 加工しすぎた食品や遺伝子組み換え（GM1[*1]）穀物（小麦、大豆、トウモロコシ、米）、添加物、防腐剤、化学物質、農薬、その他市販の加工食品などに使われている「因子」と呼ばれるもので、免疫機能を乱すもの。生きている動物の免疫機能は害があるものを認知するとそれを発疹、かゆみ、湿疹などを起こす分泌液のヒスタミン

- を出して、取り除こうとする機能がある
- 市販のドッグフードの材料の質は過去25年において悪くなってきている

なぜ市販の「アンチ・アレルギー」食品は効果がないのか

- たとえば、遺伝子組み換えの穀物、ホルモン、農薬、食品着色料、味付けのための添加物などによる材料*2の質をコントロールするようなものが、あまりにも多く含まれている
- 合成タンパク質は、代替タンパク質として、健康的な生活のためには長期にわたっては使えない
- 適度な量のミネラル、ビタミン、抗酸化物質など健康な皮膚に必要な栄養のバランスが食品に含まれていない
- どの食品に対してペットにアレルギーがあるのか、見つけることができないという、矛盾する結果を生じさせる

どこからはじめれば良いのか？

　今まで与えてきた食品を与えるのを止めてみましょう。与えているドッグフードの袋や缶の成分のリストを作ってみるとよいでしょう。おやつやスナック（食事と食事の間に与える）もやめなくてはなりません。

　食品を起因とする、重症もしくは慢性の皮膚の疾患は、ローテーション制の食事計画が必要となります。犬のアレルギーが起こった時点より6ヶ月前から食べている食べ物や味をすべて排除し、まったく違った穀物、タンパク質を、その症状が緩和されるまで続けます。

　数種の野菜、1種のでん粉、1種のタンパク質を一回の食事に使い、食事はローテーションさせ(1-3週間おきに)、症状が消えるまで、違った組み合わせで与えてみます。症状が改善されたら、好みの食事を2-3週間にひとつずつ、戻してあげるとよいでしょう。これによってどの食品がアレルギー反応/症状を起こしていたか、見ることができます。アレルギーを引き起こした食事は犬の生活から取り除いてしまいましょう。私は普通、犬において今までにほとんどアレルギーを起こしたことのない材料からはじめ、そのあとでテンプレート*3を作ります。

> アレルギー用の食品テンプレート
> 12-14kgの犬で2食分
>
> タンパク質1カップ
> 肉（ローテーションで：豚、魚、鴨、子羊、牛もしくは七面鳥）
> ＋
> でん粉1カップ
> キヌア、ソバの実あるいはサツマイモ、スクウォッシュ、カボチャ、
> ＋
> 野菜1カップ
> 根菜とサラダ菜を同量

　忘れてはいけないのは、市販のおやつは一切与えないこと（犬用のクッキー、骨、あるいは緑に色づけされたガムなど）！

アレルギー用のレシピ例

　これは炊いたキヌア（もしくは大麦か米、ソバの実で代用）のレシピ（2日以上は冷蔵庫に置かないこと）で、先にキヌアを炊いておきましょう。肉と野菜は1-2週間おきにローテーションします。魚、豆腐、卵は肉の代わりに使えます。

切った肉（豚）	200g
キャベツもしくはブロッコリー（切ったもの）	125g
ホウレン草	100g
レタスかそのほかの野菜（もやしやビーツ若葉など）	25g
炊いたキヌア	160g
オリーブ油かココナッツ油	大さじ2杯

　中華鍋かフライパンで、油を中火にかけ豚肉を加えて10分炒めます。次にキャベツかブロッコリー、ホウレン草やレタス、もしくはほかの緑色野菜を入れ、もう10分炒め続けます。火からおろして、カップに炒めたものと炊いたキヌアをまぜ入れ、室温程度に冷めるまで置きます。

〈摂取量の目安〉
これは12-14kgの犬の2食分。
※ホウレン草は、灰汁抜きが必要な場合があります。

夏の皮膚疾患

多くの犬は季節的な皮膚のアレルギーを、気候が暖かくて湿度が多くなる夏に起こしやすくなります。そのほかの犬は、とくに毛が多かったり、色が黒めの犬は、鶏、子羊、ガーリック、大豆油、バジルやドライ・ドッグフードなどの「温性の食べ物」を食べていると特に簡単に、「オーバーヒート」の状態になってしまいます。犬にはそれ以上、皮膚の炎症を悪化させるような代謝機能における「オーバーヒート」を起こさない食品を与えなくてはなりません。

寒性食品

「寒性」の食品は、「平性」エネルギーを持つ食品と共に、あなたが食事を作るときに使う材料の主な部分を占めています。これらの食品は巻末にある表1（p265）に示されています。

豚肉＊、鴨肉（保湿）、寒流の魚、豆腐（保湿）、カンガルー（乾燥）、鶏卵、大麦、雑穀、小麦、大豆のもやし、ヒマワリの種、ジャガイモ、カボチャ、キュウリ、レタス、ズッキーニ、ナス、ダイコン、トウモロコシ、白菜、セロリ、ブロッコリー、ゴボウ、チンゲンサイ、タケノコ、ビーツ、アスパラガス、緑豆、ヤム芋、カブ、海草（昆布、ひじき、ワカメ）、白いマッシュルーム、冬瓜、レンコン、ベリー、リンゴ

＊ 豚肉と鴨肉はエネルギー的には平性ですが、炎症や乾燥など多くの皮膚疾患を治療するのに役立ちます。

 ## 暑い夏の皮膚疾患のためのレシピ例

豚肉とパスタの鍋料理

豚の挽肉（豚の代わりには子羊か鴨が利用できます）	1200g
缶詰のトマト	440g
切ったナス	180g

ガーリック	1かけら
セロリ	200g
ニンジン	200g
ブロッコリー	250g
オリーブ油	大さじ4杯
水	1440cc
（カップ約8杯、もしくはこのレシピに必用なだけの量）	
ゆでた和ソバかキヌアで作ったパスタ	800g

　大きな鍋かクロックポット（電気調理器具）にオリーブ油を入れ、その中に挽肉を茶色になるまで5分ほど強火で炒めます。残った材料を入れて沸騰させます。火を弱めて2時間もしくはそれ以上煮詰め、15分ごとにかきまぜます。煮終わったら、鍋に和ソバかパスタを加えてよくまぜ、蓋をして室温程度にさめるまで待ちます。出来上がった食事の半分は冷凍し、残ったものは冷蔵庫に入れて保存します。

〈摂取量の目安〉
10-12kgの犬には1カップ与えます。もし犬がおなかをすかしているようであれば、もう少しあげましょう。

魚ごはんとニンジン

生魚（海魚）か鮭缶かツナ缶	200g
炊いた白米かバスマティ・ライス（パキスタン米）	140g
シーブレンド・コンビネーション（巻末付録B、p255参照）	小さじ1/2杯
ゴマ油	小さじ1杯
すりおろしたニンジン	100g

　シーブレンド・コンビネーションとゴマ油と米をまぜておきます。魚とニンジンをまぜ、油を入れます。全部を合わせて一緒にしてかきまぜます。

〈摂取量の目安〉
この材料で、10-12kgの犬に対して2食分。

豚肉の食事(寒性で保湿効果)

乾燥肌用の豚肉とサツマイモ料理

豚の挽肉か豚肉のさいの目切り	1200g
サツマイモ(小さく刻んだもの)	800g
野菜(ニンジン、セロリ、ブロッコリー、トマト(小さく刻むか細く切ったもの)	600g
水	2880cc (約15カップ)
ココナッツ・ミルク	1缶
オリーブ油	大さじ4杯

　大きなシチュー鍋に、オリーブ油を入れ豚肉が茶色になるまで炒めます。水とサツマイモを加え沸騰させ、30分煮ます。残りの野菜を加えて、必要ならもっと水を加えて蓋をして40分煮詰めます。火からおろしてココナッツ・ミルク1缶を入れます。よくかきまぜ室温程度に冷ましてから与えます。

〈摂取量の目安〉
10-12kgの犬に対して1日約200gを2回与えます。

豚肉とトマト料理

豚の尻肉のローストもしくは肩肉の角切り	600g
缶詰のトマト(水を切って洗っておく)	220g
ブロッコリー(切ったもの)	250g
セロリ	100g
炊いた大麦か雑穀	480g
オリーブ油	大さじ4杯
パルメザンチーズ	大さじ1杯

　前もって温めたフライパンか中華鍋にオリーブ油を入れ、中火にしてから豚を入れます。5分ほど炒めます。セロリとブロッコリーを加えてさらに10分炒めます。トマトを入れて10分煮詰めます。そこに大麦か雑穀を加えて、パルメザンチーズをかけ、蓋をし

て室温程度に冷めるまで置きます。

〈摂取量の目安〉
12kgの犬に対して4-6回分の食事ができます。

豚肉、ビーツ*(ダイコン)と玄米ごはん

* 豚は寒性でビーツは血液を循環させると共に、浄化する働きがあります。この料理には、大きな鍋＝3840cc（約19カップ）が必要です。

ポーション1

豚のショートリブもしくはさいの目切りにした骨付き豚肉*4	800g
切ったパセリ	15g
切ったセロリ	100g
皮をむいて刻んだゴボウ	1本（オプション）
水	2.7ℓ

ポーション2

炊いていない玄米
　（大麦、ソバの実、キヌア、バスマティ・ライス、雑穀で代用できる）..............520g
豚挽肉 600g
豚のレバー（鶏レバー）..................180g

ポーション3

水（米を炊くのに十分な量の水）.................. 240-480cc
ビーツ（小さく切ったもの）、またはダイコン 400g
ブロッコリー（小さく切ったもの）..................500g
濃い色の葉野菜（チンゲンサイ、スイス・チャード
　なければホウレン草で代用、ホウレン草、クレソン）..................300g

　水を沸騰させ、ポーション1を入れて蓋をし、火を弱めます。45-60分煮込んだあと、ポーション2を入れます。さらに30分煮て、ポーション3を入れます。ご飯ができるまで30-45分間煮つめ、必用なら米が炊き上がるまで水を足します。

〈摂取量の目安〉

12kgの犬に対し、約200gを1日2回与えます。もし犬がまだおなかをすかせているようであれば、サラダの残りを80gもしくは生のニンジンをすりおろしたものを50g与えます。

魚の料理（寒性で抗炎症効果）

鮭とカボチャの料理

鮭（鮭の缶詰なら洗ってよく水を切ったもの）*5	200g
ゆでたもしくは焼いたカボチャ	45g
ゆでたニンジンかブロッコリー（さいの目切り）	125g
ロメインレタスとキャベツの細切り、刻んだ緑豆のもやしかブロッコリーのもやし（生）	200g
オリーブ油か栄養オイル・ブレンド（付録のD、p257参照）	大さじ1杯
千切りにしたターメリックの根*6	小さじ1/2杯

フライパンか中華鍋を中火の強にかけて、油を熱しターメリックを入れます。鮭の両面を3-5分油で揚げて、火からおろしておきます。蒸したニンジンとブロッコリー、野菜、でん粉質の角切りにした野菜を加え残った油を加えて1分間炒めます。もし必用ならオリーブ油を足します。全部をいっしょによくまぜます。

〈摂取量の目安〉

上記は2食分。

イワシと野菜の料理

イワシ*7の缶詰（洗って水を切る）	100g
サラダ菜（刻んだもの）	75g
炊いた雑穀か大麦	80g
熟したアボカド*8	47g
パルメザンチーズの粉	小さじ1杯

シーブレンド・コンビネーション（巻末付録B、p255参照）	小さじ1/2杯

　サラダ菜とイワシ、そして雑穀か大麦、アボカドをシーブレンド・コンビネーション（小さじ1/2杯）とよくまぜます。全体にパルメザンチーズをふりかけて、かきまぜて与えます。

〈摂取量の目安〉
この材料で、10-12kgの犬に対して1から2食分できます。

🦴 鮭とブロッコリーの料理

新鮮な生鮭（天然もの）	200g
ゆでたビーツかカボチャ（さいの目切り）	100g
蒸したニンジンとブロッコリー（さいの目切り）	100g
ロメインレタス、キャベツ、 　　緑豆のもやしもしくはブロッコリーのもやし（生）のミックス	200g
ココナッツ油かオリーブ油	大さじ1杯
ターメリック・パウダー	小さじ1/2杯

　フライパンか中華鍋で中火の強で油を熱し、そこにターメリックを入れます。3-5分鮭の両面を油で炒めて、火からおろしておきます。生野菜のブレンド、蒸したニンジンとブロッコリー、角切りにしたでん粉質の野菜を加えてよくまぜ、残った油を入れて1分間炒め、すべてをいっしょにまぜ合わせます。

〈摂取量の目安〉
この材料で2-3食分。

🦴 魚とアボカド

調理済みの魚（冷蔵庫で2日以上たっていないもの）	100g
炊いた白米か雑穀*9	170g
アボカド	1/4個
ゴマ	大さじ1杯

ヒマワリ油	小さじ1杯
シーブレンド・コンビネーション(巻末付録B、p255参照)	小さじ1/2杯

魚、シーブレンド・コンビネーションと油を炊いたご飯にまぜて、ゴマとアボカドを加えます。よくまぜ合わせてから与えます。

〈摂取量の目安〉

巻末付録　J、p264参照

ほかの肉*10にアレルギーを持つ犬のための鴨の料理(中性で保湿効果)

鴨とジャガイモの料理

この料理には大きなシチュー鍋が必要です。

鴨	1羽
生のジャガイモ(さいの目切り)	600g
ニンジン(切ったもの)	400g
セロリ(刻んだもの)	200g
ナス(刻んだもの)	180g
チンゲンサイ/空心菜/菜心	400g
ガーリック	2かけら
海塩	小さじ1杯
シーブレンド・コンビネーション(巻末付録B、p255参照)	小さじ1杯
水	1920-2400cc (約10-12カップ)

鴨をよく洗ってすすぎます。水を沸騰させ、鴨、ガーリック、海塩とシーブレンドを鍋に入れます。蓋をして45分間煮ます。煮汁から鴨を取り出し、煮汁は鍋に入れておいておきます。鴨から骨をはずし、肉を切り、骨はほかの料理のために鴨のスープストック*11を作るときのために置いておきます。切った鴨の肉と残りの材料を鍋に入れて沸騰させ、45分間煮ます。

〈摂取量の目安〉

12-14kgの犬に対して1日2回約300gずつ与えます。

🦴 ガーガー鴨の残り物*12

自分の家族用に鴨を料理し、骨、脂肪や残りの肉をこのレシピのために取っておきましょう。

鴨の骨	160g
鴨の溶けた液体状油	100cc
ガーリック	1かけら
海塩	小さじ1杯
水	1920CC（約10カップ）
鴨の肉の残り物	200g
和ソバの麺かキヌア（ゆでたもの）	400g
刻んだキャベツ	340g
ブロッコリー	250g
ズッキーニ（ナス）	180g
ニンジン	200g
パセリ	30g

　ガーリック、パセリ、骨を塩と一緒に960ccの水で半分の量になるまで煮詰めます。骨を取りだします。「鴨の骨のスープ」に960ccの水（もしくは必用なだけ）を、材料が浸るほど入れます。すべての野菜はよく刻んで、鴨の液状になった油、鴨の肉を加えます。沸騰させて、45分間煮つめます。火からおろし、和ソバの麺もしくはキヌアを入れてかきまぜます。蓋をして室温になってから与えます。

〈摂取量の目安〉
10-12kgの犬に対して1日2回約200gずつ与えます。

ベジタリアンの料理（寒性で保湿効果）

　犬に大豆アレルギーがある場合、豆腐にもアレルギーがある可能性が高くなります。ベジタリアンの料理は6週間を超えない程度与え、オメガ6や共役リノール酸などの必須脂肪酸を追加する必要があります。タンパク質とミネラルのサプリメントも同じく追加を必用とするかもしれません。獣医師に相談してください。

第10章　皮膚病やアレルギーの食事法

豆腐とイワシの料理

堅い豆腐(小さく切ったもの)	100g
ズッキーニ(さいの目切り)、またはナス	45g
炊いた大麦か白米	85g
ゴマ油	小さじ1杯
熟したアボカド	大さじ2杯
オリーブ油	大さじ1杯
パルメザンチーズ	小さじ1杯
イワシ(オリーブ油漬け)	100g

　フライパンか中華鍋に、ゴマ油とオリーブ油を入れて中火で熱し、ズッキーニを入れます。5分間炒めて、豆腐を入れます。さらに5分炒め、白米か大麦、アボカド、パルメザンチーズを加えます。さらに5分炒め、火からおろして蓋をします。室温程度に冷めたら、イワシをまぜて与えましょう。

〈摂取量の目安〉
12kgの犬なら2食分。

野菜とチーズのオムレツ

卵	2個
カッテージチーズ	95g
シーブレンド・コンビネーション(巻末付録B、p255参照)	小さじ1/2杯
蒸したブロッコリーかアスパラガス(切ったもの)	125g
中くらいの大きさのトマト(千切り)	110g
炊いた玄米かキヌア	70g
オリーブ油か栄養オイル・ブレンド(付録D、p257参照)	大さじ2杯
パルメザンチーズ	大さじ1杯

　フライパンに油を熱し、トマトを入れ、中火の強で5分炒めます。ブロッコリーかアスパラガスを加えよくまぜます。卵とパルメザンチーズ、シーブレンド・コンビネーション、

カッテージチーズを一緒にかきまぜ、これをフライパンに入れて卵が固まるまで焼きます。火からおろし、玄米かキヌアをまぜ、室温程度に冷ましてから与えます。

〈摂取量の目安〉
上記は、小型犬なら2食分できます。

乳製品と卵

卵	3個
カッテージチーズ	大さじ4杯
もやし（刻んだもの）	35g
ケール（刻んだもの）、なければレタス	13g
栄養オイル・ブレンド（付録D、p257参照）	大さじ1杯
栄養イースト粉（付録C、p256参照）	小さじ1杯
雑穀（炊いたもの）	35g

栄養オイルをフライパンに入れて中火で熱し、材料すべてをまぜ合わせたものをフライパンに入れます。3-5分炒める。火からおろし、蓋をして20分ほどしてから与えます。

〈摂取量の目安〉
10-14kgの犬用の量です。

子羊ベースの食事（温性で保存効果）

乾燥肌、うろこ状の肌、冷たい肌、薄毛、発育不全の毛などの慢性もしくは、特性のある皮膚疾患は、このレシピを使うことで、犬の症状が改善されるのを見ることができるでしょう。

🦴 ポーチド・ラム（豚肉）ボチャ

ガラスの耐熱皿（Lサイズの長方形のもの）
 カボチャを
  半分に切ったもので、種を取ったもの 1個分
 子羊、なければ豚の挽肉 400g
 豆腐 50g
 炊いた玄米か白米 85g
 切ったパセリ 30g
 水 240cc
 オリーブ油 大さじ2杯

　オーブンを180℃に熱しておきます。オリーブ油をカボチャの皮に塗ります。子羊または豚の挽肉、パセリ、豆腐、米をまぜ合わせて大きめのミートボールをふたつ作ります。ミートボールを、ふたつに切ったカボチャの中にきれいに押し込みます。水240ccをガラスの耐熱皿を入れます。カボチャを耐熱皿に置いてオーブンに入れ、約1時間カボチャがやわらかくなるまで焼きます。焼けたら、半分のカボチャを4つに切ります。

〈摂取量の目安〉
小型犬にはひと切れ、中型犬にはふた切れ、大型犬にはカボチャ1/2を与えます。

🦴 ナバホ・ラム（豚肉）・シチュー

子羊、もしくは豚肉 800g
サツマイモ（角切り） 400g
ニンジン（さいの目切り） 200g
セロリ（さいの目切り） 100g
ホウレン草、チンゲンサイかブロッコリー（さいの目切り） 200g
パセリもしくはイタリアン・パセリ
 （シラントロもしくは中国パセリは使わない） 30g
生姜パウダー 小さじ1杯
海塩 小さじ1杯

ガーリック	2かけら
スイート・バジル・パウダー	小さじ1杯、
もしくは新鮮なバジル	大さじ2杯
水	2880cc（約15カップ、もしくは必用であればそれ以上）

　1.8ℓ用のソースパンに水、子羊（豚肉）、塩、セロリ、パセリ、生姜、ガーリックを入れます。沸騰させてからサツマイモ（もしくはジャガイモ）、ニンジンを加えます。再び沸騰させ、火を弱めて蓋をします。必要であればもう少し水を加えて45分間煮ます。ホウレン草、チンゲンサイかブロッコリー、バジルを加え、もう少し水を加えて煮ます。火を弱火にしてもう30分煮ます。火からおろして蓋をしたまま室温程度になるまで待ちます。シチューをピューレ状にするかそのままでもかまいません。欲し分だけを冷蔵庫に入れて半分以上を冷凍しておきましょう。

〈摂取量の目安〉
43gの炊いたごはんと約180ccのシチューを12kgの犬に1日2回与えます（量は体重の増減にあわせて変えてください）。

🦴 子羊（豚肉）とトマトの料理

　このレシピでは、3日以上過ぎていない残りものを使います。

子羊（料理した残り、もしくは生、なければ豚肉で代用）	200g
炊いたご飯かクスクス（残りものでOK）	170g
子羊の脂肪かオリーブ油	大さじ4杯
生姜パウダー	小さじ1/2杯
切ったトマト（もしくはサラダの残り）	220g
千切りにしたキュウリ	30g

　中華鍋かフライパンで、子羊（もしくはオリーブ油）の脂肪と生姜を中火の強で1分炒めます。子羊（豚肉）をいれ、焦げ目がつくまで3分ほど焼き、切ったトマトを入れます。よくまぜて火を弱め、蓋をして20分煮ます。火からおろしてキュウリと米（クスクス）を入れてまぜます。室温程度に冷まして、よくまぜてから与えます。

〈摂取量の目安〉
12-14kgの犬に対して約200g-300gを1日2回与えます。

牛肉の料理
（平性で消化器機能を正常にする効果）

牛肉と大麦を用いた食事

すべての野菜と肉は調理前に刻むか、調理後にフードプロセッサーにかけてください。

ポーション1

牛の首かオックステイルの骨（もしくはスープ用の骨）	480g
ガーリック	1かけら
セロリ（刻んだもの）	100g
水	3840cc（約20カップ）

ポーション2

煮たトマト（シチュー状に）	220g
シチュー用肉	800g
牛のレバー（刻んだもの）	360g
大麦	320g
サツマイモ	400g
ビーツかニンジン	400g

ポーション3

葉野菜（ホウレン草、チンゲンサイ（刻んだもの））	800g
オリーブ油	大さじ3杯

大きな鍋にポーション1を入れて沸騰させます。火を弱め、蓋をして30分間煮ます。ポーション2を加えて蓋をしてさらに30分煮ます。ポーション3を加えてさらに30分煮ます。与える前に骨はとりのぞきます。

〈摂取量の目安〉
10-12kgの犬に毎日2回、約200gずつ与えます。

ヒント

> 鶏肉のレシピは使っていません。私が見たほとんどの犬はそれが有機農法であれ無農薬であれ、鶏肉にアレルギーがあることが多いからです。

牛肉と大麦の炒めもの

ステーキ（切ったもの）	200g
ケール（刻んだもの）、またはレタス	50g
大麦（炊いたもの）	160g
栄養オイル・ブレンド（付録D、p257参照）	大さじ2杯
シーブレンド・コンビネーション（巻末付録B、p255参照）	小さじ1/2杯
栄養イースト粉（付録C、p256参照）	小さじ1杯
水	60cc

　栄養オイル・ブレンドをフライパンに入れて中火で熱し、ステーキを入れます。5分ほどよくかきまぜながら炒めます。ケールまたはレタスを入れて60ccの水を加えます。沸騰させてから、火を弱めて煮詰めます。シーブレンド・コンビネーションと栄養オイル・ブレンド、栄養イースト粉を入れて、炊いた大麦を加えてよくまぜます。さらに10分間煮詰めます。火からおろして室温程度になるまで冷まします。

〈摂取量の目安〉
巻末付録―J、p264参照

生の牛肉バーガー・イン・パラダイス

牛の挽肉	400g
サラダ菜	75g
缶詰めのココナッツ・ミルク	大さじ2杯
すりおろした生のニンジン	100g
シーブレンド・コンビネーション（巻末付録B、p255参照）	小さじ1杯
ゴマもしくはゴマ塩	大さじ1杯

　サラダ菜を小さく切って、ココナッツ・ミルクとまぜます。次に挽肉、ニンジン、シー

第10章　皮膚病やアレルギーの食事法

ブレンド・コンビネーション、ゴマもしくはゴマ塩とまぜます。これをまぜ合わせてハンバーグをふたつ作ります。

〈摂取量の目安〉
10-12kgの犬に1個与えます。

七面鳥の料理（皮膚を乾燥させ、抗炎症効果）とくにじっとりとした湿疹を持つ犬に

マクロビ七面鳥の炒め物

「超小型犬」やソファーで寝そべる犬のための食事。犬も喜び、体重を維持するのにも役立ちます。

```
七面鳥の挽肉........................................................200g
刻んだパセリ......................................................... 30g
すりおりしたニンジン............................................100g
切ったチンゲンサイ、ホウレン草もしくは色の濃い野菜..........100g
炊いた玄米（もし米に対するアレルギーがある場合は大麦か雑穀を使う）......140g
生卵（溶いた卵。卵にアレルギーのある犬：堅い豆腐1/2カップで代用）........1個
オリーブ油 ..................................................大さじ1杯
水...........................................................................120cc
```

フライパンにオリーブ油を熱し、パセリを入れてから七面鳥を加えます。10分程度強火でよくかきまぜながら炒めます。水、すりおろしたニンジン、チンゲンサイかホウレン草かその他の野菜を加えます。蓋をして弱火で20分煮ます。玄米、溶いた卵を加えて火を弱めて煮詰めます。さらに5-10分煮ます。

〈摂取量の目安〉
極小犬なら3-4回分できます。もし犬がおなかをすかしているようで、体重を減らしすぎているようであれば、さらに1日約60gずつ追加して与えましょう。

七面鳥とのサツマイモの食事

　この食事は健康で栄養があり、抗酸化物質と抗炎症効果のある野菜を加えることで、バランスのある栄養食になります。

　　　ターメリック・パウダー 小さじ１杯
　　　オリーブ油 大さじ２杯
　　　七面鳥の挽肉 800g
　　　サツマイモ（皮付きのまま小さく切る） 800g
　　　野菜（ニンジン、セロリ、ブロッコリー、トマト（小さく切る）） 800g
　　　水 .... 2880cc（約15カップ）
　　　ココナッツ・ミルク １缶

　大きなシチュー鍋に、七面鳥の挽肉とターメリックをオリーブ油で焦げ目がつくまで炒めます。水とサツマイモを加えます。沸騰させて30分ほど煮込みます。残りの野菜を加え、必要であればもっと水を加えます。蓋をしてさらに40分煮詰めます。火からおろして、ココナッツ・ミルク１缶を加え、よくまぜます。室温程度に冷めてから与えます。

〈摂取量の目安〉
10-12kgの犬なら１日２回約200gずつ与えます。

皮膚疾患の改善のために
ほかに何ができるでしょうか？

　ステロイドや抗生物質抜きで皮膚疾患を改善するのは、非常に難しいことですが、ホリスティック獣医師に出会うことができれば、どのようにすれば改善できるかを指導してくれることかと思います。

皮膚疾患に関する改善方法は

1. **厳しい食事制限**（前述のレシピを参考にし、ローテーションでメニューをまわす）
2. **サプリメント**
   - フィッシュ・オイルもしくはオキアミ油オメガ３脂肪酸（抗炎症と栄養価）
   - ココナッツ油
   - カシスの種の油

- 抗酸化物質（肝機能を高め血液と内臓から老廃物を除去）*13
- 伝統東洋医学の処方（症状を緩和し、免疫機能の治癒効果）
- ホルモン補給（甲状腺が正常に機能していない場合）、天然もしくは合成ホルモンを個々の犬の状態に合わせて使用。

3. **入浴**
   - 皮膚を清潔に保ち、皮膚にかゆみを与える垢を取り除く
   - 寄生虫をコントロールする。ノミやダニ
   - 肌に栄養を与え、症状を緩和し、治癒を助ける医薬効果がマイルドなハーブのシャンプーを使用

4. **鍼治療**

   2-3週間に1度鍼治療をすることで痒みをコントロールし、重症の皮膚疾患や慢性のアレルギー症状を治癒するための免疫機能を改善。

5. **ハーブとホメオパシー**

   獣医師で代替医療やハーブ、ホメオパシーなどを行っている人であるなら、なぜ犬がアレルギーになったかという根本的な原因を治療し、発疹や痒み、抜け毛、感染や下痢などの症状を緩和させることを指導してくれるでしょう。

> 栄養のある新鮮な食事と、忍耐と「少し」の根気で、
> ほとんどの皮膚疾患は完治します。

参考文献と注釈

[*1] 遺伝子組み換え

[*2] 袋入りや缶のドッグフードに支払ったお金のほとんどは、その材料費ではありません。会社にもよりますが、支払う金額の10％程度が材料費で、残りは製造会社や店などの儲け、あるいはパッキング、マーケティング、広告、年金、従業員の厚生費などに当てられています。

[*3] これらの材料は市販の餌にはほとんど含まれていないので、私は豚、ケールあるいはブロッコリー、サツマイモ、生のロメインレタスか緑豆のもやしを料理に使っています。

[*4] 肉屋で豚肉を角切りにされたものをお求めください。

[*5] 鮭のかわりにシーバス、タラ、キハダマグロ、シイラ、オヒョウ、本マグロ、トビウオ、レッドスナッパー（フエダイの仲間）などを使ってもかまいません。

[*6] ターメリックは血液循環をよくして、炎症を抑えます。

[*7] イワシの代わりに缶詰めのサバを使ってもかまいません。

[*8] アボカドは毒性の野菜とされていますが、私の犬や私のクライアントの多くの犬は何年ものあいだ、問題なくそれを食べてきています。アボカドとその葉は鳥とヤギには毒です。

[*9] 米アレルギーのある犬には、ゆでたジャガイモを代用します。

[*10] 鴨（骨なし）の肉を前述のどの料理にも代替として使えます。

[*11] 鴨は非常に「脂肪」が多いので、骨といっしょに鴨の上部の脂肪を取り除き、鴨のスープストックを作るときに使うとよいでしょう。これはご飯や野菜を炊くときに使えます。

[*12] ウサギを使いたい場合、同じ料理法で使いましょう。ウサギを自分たちの家族のために料理をして残った骨や脂肪分をこれに使うとよいでしょう。

[*13] Resources社のBlood & Endurance Support (Blood cleanser), Canine Antioxidant Support (Liver & Kidney cleansers)をおすすめします。 Resources, www.kemin.com/animals/pets/supplements または米国NASC指定の抗酸化作用、肝臓と腎臓用、血液サポート用サプリメントなどをおすすめします。

参照：http://www.naturvet-japan.com/

第11章

愛犬ががんになったら：
機能的な栄養の介入

　がんは通常の身体の機能にがんウイルスが介入しはじめて、体内のいろいろな部分の細胞がコントロールを失うことで、起こる病気です。まず体内のDNAに腫瘍を発生させるようなダメージが起こりはじめ、それが少しずつ身体の健康を蝕み、やがては致命的となってしまいます。がんはペットにおいてもその発病率が増えつつあります。安楽死させられる8歳以上の犬の60%以上ががんです。

なぜペットががんになる率が
高くなってきているのか？
　ペットのDNAは下記の理由で今まで以上にもっと激しいダメージを受け、その数は増えています

- 空中、水、食べ物や環境における化学汚染の増加
- オゾンの保存層が縮んできているために、機械、太陽、宇宙からの放射能放出の増加。
- 市販されている食品に含まれる害のある成分（砒素、ダイオキシン、農薬など）の摂取の増加
- 高温で調理された脂肪、炭水化物が害のある発がん物質を生み出し、それを含む食

品の摂取の増加

　伝統東洋医学（TEAM）ではがんの原因は複数あると考えます。外部からの原因（環境）と内部からの原因（内臓機能、血液、免疫機能が弱ったり、感情的なストレスのため）。

　私は1969年から動物と共に仕事をし、医学の勉強をしてきました。いろいろながんや患者の病歴などを、何年にもわたり観察し、経験を積み重ねることで、下記の7つの要因が犬におけるがんの発病を促している可能性があることを発見しました。

1．食物による要因

　中国の故事に「食は人なり」という言葉がありますが、まさにそのとおりです。あなたがペットに与えた食物は、犬がどのような病気になるかを決定付けるのです。

　脂肪やでん粉など高温で調理することによって蓄積される汚染、無機化合物（鉛、砒素、カドミウム、水銀）、酸化脂肪、殺虫剤、除草剤、遺伝子組み換えがおこなわれた穀物、カビやドッグフードに含まれる害のある防腐剤は犬をがんにする可能性を増やしているのです。下記のリストは発がん物質のもととなる主なものです。

- 汚染された市販の食品（乾燥タイプ、ウエットタイプ）
- 市販のおやつ類[*1]
- 検査されていない肉やドッグフードを作るときに使用される魚の副産物。「動物グレード」と分けられるもの
- 汚染された飲料水
- 汚染された空気（火山灰、スモッグ、工業的汚染物質、タバコの煙）

摂取に関するその他の要因

- 食品における吸収抗酸化物の摂取不足（抗酸化物質は細胞と組織におけるDNAが受けるダメージを防ぐことを助け、がんから守る働きをする）
- 抗生物質やホルモンを食物や薬から慢性的に摂取した場合
- 肥満を引き起こす間違った食事。肥満の犬は消化機能や生殖機能においてがんのような脂肪腫や、脂肪肉腫、肛門周囲腺腫、肉腫を引き起こしやすくなる

健康な食物を与えるだけではなく、毎日犬に運動させることで循環をよくし、代謝のバランスを保ち、そして体重を減らすことも大事です。

2. 遺伝学上／親譲りの要因

新しい研究によると、人生の後半でがんを引き起こす原因となるような骨肉腫、肥満細胞腫、心臓の腫瘍、リンパ腫、脳腫瘍やがんは遺伝子的な要素は遺伝的に次の世代である赤ちゃん犬に受け継がれることもあることがわかっています。私の経験においてがんにかかりやすい純血種は、ゴールデンレトリバー、スコティッシュ・テリア、アイリッシュ・ウルフハンド、アイリッシュ・セッター、イングリッシュ・セッター、ポインター、スタンダード・プードル、ロットワイラー、ドーベルマン、ジャーマン・シェパード、マラミュート、ボクサー、バーニーズマウンテンドック、フラットコーテドリトリバーとグレートデンです。

3. 組織のダメージ

筋肉、血管、骨に深く打ち身を残すような怪我はがんになる可能性を増やしてしまいます。これはワクチンや薬の注射のときの注射針による怪我も含みます。よって伝統東洋医学では怪我の適切な治療をすることが大切と考え、それによって傷を癒し組織を復元することができるのです。ハーブを使い、局所に灸や鍼などをおこなうことで、血液の詰まり、打ち身、炎症など傷の周囲の治療を集中的に行えます。

4. 化学薬品接触

除草剤や農薬、防カビ剤などの芝生の化学薬品、とくにゴルフコースなどや、これらの薬品を大量に使った場所などは、薬品を吸い込むことで、ペットががんになる可能性が増えてしまいます（とくに鼻、前立腺、大腸、肝臓、肺がん）。ダニやノミなどを殺すのによく使われる化学薬品の殺虫剤をペットの局部に塗布することでもがんになる可能性が増えてしまいます。つねに薬品コントロール・センターが動物用の農薬スプレーやパウダー、首輪などにはどのようなものを推薦しているかチェックしましょう。

5. 放射能

地球を保護するオゾン層が破壊されて、太陽や宇宙から受ける放射能量が増えて人間の皮膚も基底細胞がんの危険にさらされて、メラノーマ、腺がんを引き起こすように、ペット自身も大量の太陽光にさらされていることも原因です。肌の色の薄い動物は太陽光を多く受けることで、耳、鼻、目や顔などのデリケートな部分のDNA組織を放射能

で傷めてがんになるケースもあります。

6. 空気汚染
　空気中の喫煙の煙を吸うことで犬も肺がんになる可能性があります。ペットの周りや空気清浄機能の悪い場所での喫煙は避けましょう。

7. がんを起こすウイルス
　猫、牛、猿、ハツカネズミ、ドブネズミ、鶏、そしてオオカミやタスマニアンデビルのような野生の動物は、腫瘍を引き起こすウイルスに感染することがあります。もっとも昔からあるウイルスのひとつは、可移植性性器腫瘍という、オオカミから犬へと感染したものです。これは犬の間で、性交渉を通して、あるいは匂いをかいだり、なめたり、もしくは腫瘍になっている場所[*2]を噛んだりすることで感染します。

　1990年に世界中の人間に発生したがんの約15.6%が、ウイルス感染[*3]によるものでした。この数値は近年ではもっと増加の傾向にあります。ウイルスの科学的な研究とがんを作る遺伝子へのウイルスの作用は増強し、勢いも増しています。

　伝統東洋医学で説明すると、これらの否定的な要因と影響は、個々を弱める「血の滞り」と気の循環の「妨げ」になるような、異常な細胞と腫瘍を形づくる動物の生理学を害する毒素の蓄積を引き起こすのです。

　テンプル大学の神経ウイルス学とがん生物学のセンターにおいて2002年に研究者がカメル・ハリーリ氏の指導のもとで行った調査[*4]で、大部分の腫瘍の原因であるウイルス・ゲノム（ウイルスの全遺伝子情報を持つDNAまたはRNA）とウイルス・タンパク質の証拠を発見しました。

　腫瘍ウイルスは、犬ががんになる一因として知られており、おそらく遺伝的に子孫に伝わるのであろうと思われます。これらのウイルス感染のメカニズムに関して完全に理解するには、さらなる研究と調査が必要です。そしてどのようにそれを治療してがんを予防するかを研究する必要があります。ウイルスは犬の白血球によって撃退され、死滅します。私の治療プランはよい食事とサプリメントでこの機能を高めることにあります。

ストレスを避ける

　ストレスは免疫機能の働きを弱めるので、犬がウイルスとがん細胞　により影響されやすくなります。薬、抗生物質、化学薬品、無機化合物と農薬を避けることで、のちにがんを引き起こす腫瘍のDNA組織へのダメージを防げます。大きなストレスは、休止状態にある腫瘍を目覚めさせて刺激する引き金になります。

　あなたのペットの状態が肉体的、精神的に弱っているときや体調が十分でないときは（手術、ワクチン、走りすぎ、トラウマ、放射能、引越し、旅行、太陽のもとで長時間過したり、暑い中にいた場合）、犬に大きなストレスをかけないようにしましょう。

　がんの治療はがんの予防とともに免疫機能を強化し、ストレスに適合しなくてはなりません。これは抗酸化物質やアダプトゲン、漢方薬、ビタミンなど免疫機能を強化するサプリメントによって行います。

 ## がん防止のための食事の特徴

　健康的な食物は、がんを予防する最も効果的な方法のひとつです。この本に書いたホームメイドの食事を食べている犬は、めったに悪性のがんにはかかりません。不幸にしてあなたの犬ががんにかかった場合、それでもまだ回復にむかうために努力をする時間はあるはずです。私が作ったがんのための食事構成の基本は、最高の栄養を身体に与える健康的な食事を与えることでがんに栄養を与えるのではなく、犬が解毒できるように、生命力を維持しがん、あるいはがん治療における有害作用も克服できるものです。この方法を私は「機能的な栄養介入」と呼んでいます。

　犬に抗がん用の食事を与える目的は、腫瘍が成長する速度を遅くし、体重減量を防ぎ、がんと戦うためのエネルギーの不足も防ぎます。食べ物の中には、過去何百年もの間「薬」として使われたものもあります。しかし科学によって、この成分における病気を治癒させる源についての研究がはじまったのは、ごく最近のことなのです。

　犬には炭水化物の量は少なめに与えることが大事ですが、市販のドッグフードは不適当な、炭水化物に含まれる単純糖質を多く含んでいます。がんは、穀物や小麦粉(トウモロコシ、小麦、大豆などの粉)と砂糖のような単純糖質の摂取をすると早く進化してしまいます。

私の基本的ながんの予防のための食事は新鮮で、健康的で不純物のない食事を犬に与えることで、免疫機能を刺激し、がんが成長するのを防ぐための抗酸化物質を与えることです。

　ペットの面倒をみる立場として、何を与えるかということをコントロールすることが要因となります。

1. 野菜やもしくはサプリメントなど、抗酸化物質を含む食事を与えます。

　臨床研究によると、バラエティに富んだ新鮮な野菜を毎日食べることによって、がんになるリスクを低めるという結果が出ています。私も犬において観察しましたが、同じことがいえると思います。なぜ？　野菜はいろいろなタイプの、有益な抗酸化物質を含み、がんの危険性を減少させるがん抑制物質を含んでいるからです。

　野菜はトコフェノール（ビタミンE）、カロチノイド（ビタミンA）、ポリフェノール、テルピン、多糖類、スルファン、ミネラル、セレン、亜鉛などの抗酸化物質を非常に多く含み、犬の食事に盛り込むべき材料なのです。

　もし犬の食事に野菜を入れないのであれば、下記の抗酸化物質のサプリメントを与えてください。

- ビタミンE、セレン（ナッツ類に含まれる）
- 薬効のあるキノコ、シイタケ、マイタケ、カワラタケ、霊芝
- ビタミンCと亜鉛
- 上質のオメガ3脂肪酸
- クロロフィル（ブルー・グリーン・アルジー、クロレラ、スピルリナ）

2. 調理しすぎたり加工した肉はなるべく使わず、市販のドッグフードは与えるのをやめましょう。

　調理しすぎていないものを与えるか、もしくは加工した市販の食品の中で、以下のグループのものを毎日与えるようにします。

高品質の簡単に吸収できるタンパク質

- 内臓肉 - 放牧か有機飼育
- 子牛のレバー、子羊の腎臓、牛の心臓
- 牛、豚もしくは鶏のレバー、牛もしくは豚の腎臓
- 卵
- テンペ（インドネシアの発酵食品、焼くか炒めたもの）
- カッテージチーズ、ファーマーズチーズ（酸敗したスキムミルクの凝乳から作ったまろやかな白いチーズ）、ヤギのチーズ
- 七面鳥、子羊、ウサギなどの肉
- 挽いて炒ったクルミかアーモンドなどのナッツ
- 寒流の魚
- イワシ、もしくはアンチョビ
- サバ、鮭、タラ、キハダマグロ

高オメガ３油（必須脂肪酸）

- オキアミ油
- メンハーデン魚油／鮭油／サメ油／肝油
- 亜麻の種子（新鮮なものを挽いたもの）、亜麻油
- スピルリナ、ブルー・グリーン・アルジー、クロレラ

複素高次タンパク質穀物

- キヌア、ソバの実、ワイルド・ライス、発芽マルチ全粒パン

野菜の高抗酸化物質

- ブロッコリー、キャベツ、アスパラガス、芽キャベツ、ビーツ（根と葉）
- 赤、黄色のパプリカ、ニンジン、トマトソース、ガーリック
- カボチャとスクウォッシュ - バタグルミ（クルミの一種）、そうめんカボチャ、ズッキーニ、ヤム芋、ムラサキイモ
- シイタケ、ヒラタケ、カワラタケ、マイタケなどの薬用キノコ
- 生姜、ガーリック、ターメリック

果物の高抗酸化物質
- キウィ、ブルーベリー、マルベリー、パパイヤ、ノニ、チェリー、アサイ・ジュース抽出液、ハウチワサボテン

その他の脂肪（減量を減少させる）
- アボカドの実もしくは油
- ココナッツ・ミルクもしくは油
- クルミ、ピーナッツ、マカデミアナッツ、アーモンドなどのナッツ油

この章におけるレシピ

これらのレシピは下記のことを実行することでがんの治療を促進するように作られています。

- 腫瘍が栄養分を吸収する能力を減少させる
- がんがもっと広がる可能性がある体内の毒を減少させる
- 健康な組織を活発にし、不健康な組織を取り除くために免疫機能の能力を促進する
- 必要なミネラル、ビタミン、タンパク質、脂肪、糖分を与えることで、平衡とバランスを取り、減量を防ぐ

これらのレシピはまだがんではないけれど、血統や品種に起因する遺伝により特定のがんになりやすい犬のために作られたものです。

研究[*5]においては、食事から炭水化物を取るとがんが倍増し成長することが知られています。よって、これらの食事は、とくに精製されたもしくは加工された穀物、小麦粉、砂糖など、ドライ・ドッグフードやビスケットなどに含まれているような精製された炭水化物を含んでいないか、含んでいたとしてもごく少量であるべきなのです。

どのくらい与えるべきか？

がんを患う多くの犬は、がんと戦うために通常よりも多くのエネルギーを消耗し、化学療法が食欲を減退させるので体重が減りはじめます。

与える食事のタイプによる、一般的な方程式あるいは比率

タンパク質/脂肪	2
複合炭水化物	0.5
野菜（調理したもの&生）	1.5

　私のレシピにおける一般的な餌の量は、10kgの犬に対して1日2回を約200gずつ与えます。これは増減させることができます。もしペットの体重が増えてきた場合は、脂肪やタンパク質の量を減らすか繊維分をもっと与えます。もし犬の体重が減ってきているようであれば、タンパク質と脂肪を増やします。

 ## がんのメニューのテンプレート

　がんを患う犬のための1日のメニュー例は下記を使ってください。これらの食事のコンビネーションは、健康的な組織を復活し、疾患を修復し、化学療法からの体重の減量を防ぎ、スタミナを増強させる助けをする材料の最高の種類です。

おすすめメニュー

朝食
　タンパク質は、肉、魚、カッテージチーズ、卵、ヨーグルト、マッシュルーム
　生の野菜は、ロメインレタス、ケール、ビーツ若葉、ブロッコリーのもやし
　調理した野菜は、ブロッコリー、ニンジン、カリフラワー、ビーツ
　脂肪は、有機オリーブ油、もしくはグレープシード油、有機バター

昼食
　タンパク質は、ツナ缶、鮭、イワシ、サバ、オメガ3卵
　繊維質は、玄米、ソバの実、大麦、エンバクぬか、挽いた亜麻の種、ひよこ豆

夕食
　タンパク質は、肉、魚、テンペ
　脂肪は、アボカド、卵、オリーブ油

繊維質の野菜は、ニンジン、カボチャ、乾燥トマト、ビーツ、ルタバガ(カブハボタンは、カブの一種)

🦴 23-30kgの犬のための食事例

朝食

生の牛の挽肉	200g
ケール(切ったもの)またはレタス	25g
細かく切ったニンジン	50g
生卵	1個
有機オリーブ油もしくはキャノーラ油	小さじ1杯

　すべてをよくまぜて生で与えます、もしくはパテを作って約230℃のお湯で10分ゆでてから与えます。

昼食

イワシの缶詰	100g
炊いた玄米かワイルド・ライス	70g
亜麻の種(フラックスシード)ミール	大さじ2杯

　すべてをよくまぜて与えます。

夕食

牛の挽肉	200g
生卵	1個
ブロッコリー・スプラウト	35g
焼いたカボチャ(角切り)	70g
ココナッツ油	大さじ1杯

　肉をフライパンに入れ、ココナッツ油を使って中火で10分炒めます。その他の材料をすべてまぜ合わせます。さらに5分炒めます。
　鹿の肉、羊の肉、ヤギの肉、豚の肉などの「生の食事」は寄生虫がいる危険性があるの

で、必ず調理してから与えてください。

🦴 スナック

　もし犬が十分に食事をしなかったり、体重を増やすべき状態にある場合はスナックをあげます。ただし与えるものは、下記に限定してください。

フルーツ（最小限の量）
ドライフルーツ、ベリー、新鮮なパパイヤ、リンゴ、梨
野菜
焼いたムラサキイモ、サツマイモ、カボチャ、ヤム芋、生のブロッコリー、ニンジン、アスパラガス、トマト
タンパク質
カッテージチーズ、プレーン・ヨーグルト、イワシ、固ゆでの卵、干し肉

🦴 グリーンスムージー

　この生野菜のスムージーに、市販のホリスティック・ブランドの食品（生の肉のパテ、ドライもしくは缶のフード）を少し追加してもかまいません。もしホームメイドの餌がなくなってしまったり、料理をする暇がないときにどうぞ。

ケールまたはレタス	50g
アボカドの実	95g
ニンジン（細く切ったもの）	100g
水もしくはスープストック	120cc
ココナッツ油	小さじ1杯

　すべての材料をミキサーに入れ、ジュースにします。スムージーは清潔な広口瓶に入れて保存しましょう。
〈摂取量の目安〉
約200gの食事につき、大さじ2杯から4杯を一緒に与えます。

グリーンスムージー 2

ケールもしくはリンゴ	95g
ブロッコリー	125g
ニンジン	100g
ココナッツ・ミルク（缶詰）	60cc
（オプショナル）栄養イースト粉（付録C、p256参照）か	
プロテイン・パウダー	大さじ1杯、
もしくは、有機牛のレバー	90g
スピルリナ	小さじ1/2杯
パルメザンチーズ	小さじ1杯

　すべての材料をミキサーにかけてジュースにします。スムージーは清潔な広口瓶に入れて保存します。

〈摂取量の目安〉
約200gの食事につき、大さじ2杯から4杯を一緒に与えます。

トイとミニチュア犬のための食事

3分間朝食

卵	1個
切ったブロッコリー	大さじ2杯
細く切ったニンジン	大さじ1杯
サラダ油	小さじ1杯
炊いた玄米	大さじ2杯
缶のココナッツ・ミルク	大さじ1杯

　フライパンに油を入れて卵、ブロッコリー、ニンジンを卵が出来上がるまで炒めます。炊いた玄米の上にこれをかけて、さらにココナッツ・ミルクをかけます。室温程度に冷めるまで待って与えましょう。

🦴 シンプルな夕食

豚か鶏の肉	100g
蒸したブロッコリー	大さじ4杯
炊いた玄米	大さじ4杯
栄養イースト粉（付録C、p256参照）	小さじ1杯

これを生のままでも、もしくは肉を炒めてからほかの材料も一緒に炒めて与えてもかまいません。

次のコンビネーションを全部一緒にまぜると、小型犬のための栄養の高い健康な食事の出来上がり！

小さいコンボ#1

イワシの缶詰	50g
シーブレンド・コンビネーション（巻末付録B、p255参照）	小さじ1/2杯
炊いたブラウン・バスマティ米か全粒麺、または玄米	40g
蒸したミックス・ベジタブル	50g

小さいコンボ#2

固ゆで卵（刻んだもの）	1個
イワシの缶	50g
サラダ菜	30g
シーブレンド・コンビネーション（巻末付録B、p255参照）	小さじ1/2杯
栄養イースト粉（巻末付録C、p256参照）	小さじ1杯

小さいコンボ#3（2食分）

缶のサバ（水気を切っておくこと）	1/2缶
ゆで卵	2個
炊いた玄米	70g
生のサラダ菜	150g
シーブレンド・コンビネーション（巻末付録B、p255参照）	小さじ1/2杯

小から中型犬*6のための食事

ゴマと牛肉炒め

切った牛のシチュー用肉	400g
ガーリック	1/2かけら
ターメリック粉	小さじ1/2杯
生姜パウダー	小さじ1/4杯
ゴマ	大さじ4杯
ココナッツ油	大さじ4杯
すりおろしたニンジン	100g
刻んだセロリ	100g
海塩	小さじ1/2杯
水もしくはスープストック	120cc
炊いた玄米	80g

　中華鍋かフライパンに、ココナッツ油、生姜パウダー、ガーリックとターメリックを入れ、中火の強で1分間炒めます。肉、すりおろしたニンジン、セロリ、塩とゴマを入れ、よくまぜます。さらに5分炒め、よくかきまぜてから水かスープストックを加えます。玄米を加えて蓋をし、火を弱めて、さらに5分煮ます。

〈摂取量の目安〉
上記は、3-4食分。

細かく切ったレバーのオムレツ

細かく切ったレバー（鶏、豚もしくは牛）	180g
刻んだサラダ菜(レタス、ホウレン草、キャベツ)	200g
卵(溶いたもの)	2個
オリーブ油	大さじ2杯
炊いた玄米	70g

中華鍋かフライパンで、オリーブ油を中火で熱し、レバーを炒めます。次にサラダ菜を入れさらに5分炒めます。卵を入れて、弱火で3分炒めてから玄米をまぜます。

〈摂取量の目安〉
上記は2食分。

魚と玄米

生もしくは調理した魚*	200g
固ゆで卵	1個
すりおろしたニンジン	50g
蒸したブロッコリー(刻んだもの)	125g
炊いた玄米	70g

材料をすべて一緒によくまぜ合わせます(手でまぜることをおすすめ)。

〈摂取量の目安〉
小型犬なら2-3食分できます。

* 缶のサバ、鮭もしくはツナを代替として使ってもかまいませんが、流れる水道水で最初によく洗ってから調理してください。

魚と野菜のフライ

生の海魚(鮭、キハダマグロ、かつお、マヒマヒ(シイラ))	200g
卵(生/溶き卵)	1個
少しだけゆでた野菜(ニンジン、豆、ブロッコリー、カリフラワー、サツマイモ)	100g
ココナッツ・ミルク	60cc
オリーブ油	大さじ1杯
ガーリック	1/2かけら

フライパンに、中火でオリーブ油を熱してガーリックを入れます。魚を卵につけて、それをフライパンに入れ2分、両面を調理します。ココナッツ・ミルクと残りの卵、少しだ

けゆでた野菜を加えます。さらに5分ほどよくまぜながら炒めます。
〈摂取量の目安〉
上記は2食分。

🦴 鮭とアボカド・ボール

ゆでた鮭	200g
焼いたカボチャか、ヤム芋(サツマイモ)	100g
サラダ菜(ホウレン草、レタス、からし菜)	75g
アボカド(熟れて皮を取ったもの)	1/2個
マヨネーズ	大さじ1杯
炊いた白米	43g

材料のすべてをミキサーかフードプロセッサーでまぜ合わせ、ふたつか3つの魚の団子にして与えます。これを冷凍しておけば、あとでおやつやスナックとしても与えられます。

〈摂取量の目安〉
巻末付録―J、p264参照

🦴 鮭と野菜

骨を取った鮭のステーキ	100g
ブロッコリーとビーツ若菜(なければホウレン草)のブレンドミックス	100g
エクストラ・バージン・オリーブ油	大さじ3杯
ガーリック	1/2かけら
新鮮な生姜	1個

フライパンに油を入れ、熱してガーリックと生姜を入れます。2分ほど中火で炒め、ブロッコリーとビーツ若葉(ホウレン草)を加えてさらに5分炒めます。骨を取った鮭を入れてさらに7分炒め、魚の両サイドが茶色い焦げ目がつくまで炒めます。室温程度に冷ましてから与えます。

第11章 愛犬ががんになったら:機能的な栄養の介入

〈摂取量の目安〉
巻末付録―J、p264参照

🦴 鮭とごはん

生の鮭	100g
サラダ油	大さじ2杯
炊いた玄米	35g
ゆでたズッキーニかブロッコリー	125g

　油を入れた中華鍋に材料をすべて入れて、中火で5分間炒めます。室温程度に冷ましてから与えます。

〈摂取量の目安〉
巻末付録―J、p264参照

🦴 イワシのサラダ

オイル・サーディン（油を切ったもの）	100g
カッテージチーズ	47g
蒸した緑の野菜	50g
蒸して皮を剥いたカボチャかサツマイモ、もしくはカボチャ（さいの目切り）	50g

　サーディンを蒸したカボチャとまぜておいておきます。別のボウルにカッテージチーズと蒸した緑の野菜を入れてよくかきまぜます。すべてを一緒にまぜて与えます。

〈摂取量の目安〉
上記の材料で小型犬用に1-2食分できる。

シイタケと豚肉

乾燥シイタケ（120ccカップの水*に一晩ひたす、それから千切りにしておく）	3つ
豚の挽肉	200g
細く切ったニンジン	100g
細く切ったキャベツ	85g
オリーブ油	大さじ2杯
ガーリック	1かけら
炊いた玄米	70g

* シイタケをつけた水はこの料理に使うので取っておくとよいでしょう。

中華鍋を中火の強で熱し、油を入れガーリック、シイタケと肉を入れて5分炒めます。ニンジン、キャベツ、シイタケをつけた水を加えてさらに5分炒めます。火からおろし、玄米を入れます。室温程度に冷まして与えます。

〈摂取量の目安〉
小型犬用に2-3食分できます。

豚肉の中華炒め

豚の赤身肉の角切り	400g
オリーブ油	大さじ4杯
生姜パウダー	小さじ1/2杯
切ったブロッコリー	125g
すりおろしたニンジン	100g
水	120cc

鍋に油を熱し、生姜パウダー、豚肉を入れて5分間中火の強で炒めます。ブロッコリー、ニンジンと水を加えます。沸騰させ火を弱めて15分煮ます。

〈摂取量の目安〉
上記は3-4食分。

大型と巨大品種用のレシピ

ビーツ若葉(ホウレン草)の料理

ビーツ若葉(ホウレン草)	100g
タンポポ若葉かケール(もしくはシソの葉)	100g
ブロッコリー(細く刻むか千切りにする)	250g
オリーブ油	大さじ4杯
新鮮なガーリック(つぶしたもの)	1/2かけら
挽肉(地元の草食で育った牛か子羊)	200g
鶏のレバー	90g
炊いた穀物(キヌア、ソバの実、玄米か雑穀)	160g

中火で油を熱し、ガーリックを入れます。鶏のレバー90gを入れ5分炒めます。挽肉、ビーツ若葉(ホウレン草)、ブロッコリーとタンポポ若葉かケール(シソの葉)を入れます。15分ほど中火で蓋をして煮詰めます。ボウルに炊いた穀物を入れその上にこれをかけてよくまぜます。室温程度に冷ましてから与えます。

〈摂取量の目安〉
巻末付録—J、p264参照

ヒント

最初は、この食事で体重が減る犬がいるかもしれません。これは、現在は発がんしておらず肥満気味の犬にはよいでしょう。
もし発がんしていて体重が減ったなら、タンパク質を増やし/あるいはオメガ3脂肪油を増やします。

- 天然の鮭、マグロ、タラとフィッシュ・オイル(5kgの犬に対し14g-28gの魚を与えます)
- アボカド、ココナッツ、大麻油かグレープシード油(できれば冷圧で有機栽培のもの-10kgの犬に対して大さじ1杯)

🦴 ヘルシーなポーク・シチュー

切った豚のシチュー用肉	800g
玄米かソバの実(カシャ：ソバ粉を煮たり焼いたりしたもの)	260g
切ったブロッコリー	500g
切ったニンジン	100g
切った鶏のレバー	360g
刻んだ葉野菜：ホウレン草、チンゲンサイ、パセリ)	800g
ガーリック	3かけら
生姜パウダー	小さじ1/2杯
ターメリック粉	小さじ1杯
刻んだセロリ	100g
水	鍋に入れた材料から2.5cm程度上のところまで入れる

　すべての材料を大きな鍋か大きな炊飯器に入れます（このほうが簡単）。水を入れて蓋をし、沸騰させます。火を弱めて弱火で数時間、ときどきかきまぜながら、米もしくはソバの実ができるまで煮ます。

〈摂取量の目安〉
レシピは小型犬用に2週間分の餌ができます。この1食100gずつを冷凍用のプラスチック袋に入れて冷凍しておいてもよいでしょう。与える前には熱湯に入れて解凍します。

🦴 大鍋の肉シチュー

肉のついた骨(鶏、豚、子羊か牛)	320g
セロリ	100g
ガーリック	2かけら
生姜パウダー	小さじ1杯
ターメリック	小さじ1杯
水	1440cc（約7カップ）

すべての材料を大鍋か炊飯器に入れ（このほうが簡単）、水を加えて蓋をし、沸騰させます。火を弱めて1時間煮ます。与える前に骨を取り去ります。それから下記を加えてください。

炊いていない有機栽培の玄米	260g
小さく切ったニンジン	200g
小さく切ったカボチャ	70g
小さく切ったブロッコリー	250g
切った鶏肉	600g
切った豚か鶏のレバー	360g
オリーブ油かココナッツ油	大さじ4杯

　必要であれば水を足して、弱火で45-50分、玄米が炊き上がるまで煮ます。冷ましてから半分を冷凍し残りは冷蔵庫で保存します。

〈摂取量の目安〉
巻末付録―J、p264参照

ほとんど生の食事

大きな犬のための生で食べるクイック料理

もやし（インゲンかアルファルファ）	110g
生卵	2個
海苔もしくはシーブレンド・コンビネーション	
（巻末付録B、p255参照）	小さじ1杯
生の挽肉（鶏、七面鳥、牛か鹿）	400g

　もやし、海苔もしくはシーブレンド・コンビネーションを卵とまぜ、それから肉を加えます。

〈摂取量の目安〉
この材料で1食分できます。

🦴 生魚と米

生の海魚(キハダマグロ、サバ)	200g
海苔もしくはシーブレンド・コンビネーション	
（巻末付録B、p255参照）	小さじ1杯
白ゴマ	大さじ1杯
醤油	小さじ1杯
炊いた玄米	70g

米とゴマ、海苔もしくはシーブレンド・コンビネーション、醤油をまぜます。そこに生の魚を加えてよくまぜて与えます。

〈摂取量の目安〉
この材料で2-3食分できます。

🦴 七面鳥(鶏肉)と野菜

七面鳥(鶏)の挽肉	200g
鶏もしくは豚の脂身、もしくはサラダ油	大さじ4杯
ターメリック・パウダー	小さじ1/2杯
みじん切りのミックス・ベジタブル	
（ニンジン、ブロッコリー、キャベツ）	100g

脂身と野菜をまぜ、それからターメリックと七面鳥(鶏肉)をまぜます。全部を一緒にまぜ合わせます。

〈摂取量の目安〉
小型犬用に2-3食分。

抗がんサプリメント

新鮮で健康的な食事以外に、犬はそのほかの栄養を植物薬や栄養補助食品[*7]から摂取する必要があります。

Resources Companyのおすすめサプリメント
www.kemin.com/animals/pets/supplements

CAS　オプション
シイタケ、レイシ、マイタケ薬用キノコ、ナチュラル・ビタミンE、C、A

BLOOD & ENERGY SUPPORT
加味逍遥散、アルファルファ、レバー、クロレラ、クコベリー

CANINE ANTIOXIDANT SUPPORT
お茶、ヒメカモジグサ、ビタミンE、セレン、N-アセチルシステイン、アストラガルス

　これらを使うと、身体においてよい変化が起こるのが認められ、私の治療プランもサポートすることができます。

I. 発がんウイルスの発生とがんの増殖を防ぎ、免疫機能を上げることができます。
II. 空気中、食べ物、水に含まれる発がん物質からDNAが受けるさらなるダメージを防ぐことができます。
III. 抗酸化物質、栄養物、もしくはエネルギー源における欠損を修復します。
　　＊肝臓、腎臓と血液機能を高めます。
　　＊手術後、放射能や化学治療のあとの体を調整し、副作用を減らします。

> **注意**
> これらのサプリメントやその他のサプリメントについては獣医師に相談すること。
> または米国NASC指定のサプリメントをおすすめします。
> 参照：http://www.naturvet-japan.com/

 この章のまとめ

- がんを患う犬に何を餌として与えるかはとても重要です。食事はその腫瘍が大きくなるのや広がるのを助けることもあるからです。オメガ3や上質のタンパク質、必須脂肪や新鮮な野菜など低炭水化物の食事は、がんが大きくなるのをコントロールし、免疫機能や生活の水準も高めます。

- ドライ・ドッグフードは、炭水化物の含有率が高い、精製された穀物やトウモロコシを非常に多く含むので、私はおすすめしません。
- 新鮮な野菜が手に入らない場合は、冷凍野菜を使ってもかまいません。
- 肉や野菜の代替は自由に行ってください。ただ材料の「比率」はレシピと同じ量で守ってください。バラエティに富んだ食事をおすすめします。
- 犬ががんを患っているときに、従来のアロパシー（逆症療法）ケアを用いるほかに、「ホリスティックな」獣医師に相談し、追加で取るサプリメントや鍼、漢方薬、ホメオパシーなどの代替医療についてもお問い合わせください。

参考文献と注釈

[*1] ほとんどのおやつ、そして材料は中国産です。

[*2] 参考文献、Murgia et al. "Contagious cancer in dogs confirmed", "origins traced to wolves centuries ago" /August 11, 2006/journal Cell

[*3] 参考文献、P Pisani, DM Parkin, N Munoz and J Ferlay "Cancer Epidemiology Biomakers & PreventionVol 6, Issue 6 387-400", Unit of Descriptive Epidemiology, Lyon, France

[*4] 参考文献、"Temple University Science Blog, November 2002", "Common human viruses may be associatged withcolon cancer", according to Temple researchers. Kamel Khalili Phd.

[*5] 参考文献、"Cancer Prevention Research". "May 26, 2009 online edition". "J NATIL INST 2007 Dec.5 ", 99（23）, 1973-800E Pub. "Annals of Oncology 2001", Nov., 12（11）: 1533-8

[*6] トイとミニチュア犬もこのメニューを食べられますが、少量を与えます。

[*7] 栄養補助食品は抗酸化物、アミノ酸、薬用キノコ、ミネラル、ハーブ抽出液、ビタミンなどが各々あるいは総合で含まれているサプリメントのことです。

第12章

肝臓、すい臓と消化器系内臓の機能のサポートのためのレシピ

　犬が急性や慢性の嘔吐、消化不良、下痢を起こす原因でもっとも多いのは、食事における欠陥です。市販のものでもホームメイドの食事でも、これらの症状を持つ犬が食べている食事は、消化器系内臓の状態や健康、機能を助長していないということです。

　加工度の高い食品や濃縮タイプの市販の食品を長期にわたって与えていると、食品アレルギーや胆嚢、肝臓などの病気、膵炎、炎症性腸疾患（IBD）、重度の下痢、皮膚のかさつき、発疹、発作などを引き起こす食品アレルギーを発症する可能性があります。

　加工度の高い食品は、分解、消化吸収が難しくなります。消化不良をおこしている犬は、ドライフード、ビスケット、ローハイド・ガム（犬のチューインガム）、チキン・ジャーキーやその他の乾燥肉食品を与えるべきではありません。生理学的にも犬の消化器官の機能も、加工食品を吸収するようにはできていません。これらの食品の多くは、高熱によって成分が影響を受けやすく、腐敗を生み出す脂肪を含んでいます。これらの副産物である脂肪は、炎症や毒性を引き起こします。肝臓、胆嚢、すい臓は、バランスの崩れを戻すために必要以上に働くことになり、ストレスを生み、やがては衰弱してしまいます。

　伝統東洋医学では、このような症状を「過度の熱」を発生し肝臓、胆嚢、すい臓、胃、腸に炎症を起こすような「気の滞り」、もしくは「機能（胃とすい臓）におけるエネルギー（肝

臓や腸)の欠陥」という考え方をします。ハーブや特別な食事は炎症を抑え、癒しの効果をサポートし、症状を抑えるのに役立つのです。

獣医師からもらった市販の食品を使った「処方の食事」が、有効な犬もいます。しかしこれらの食品の成分を見てみると、ペットの健康を守る必須アミノ酸、抗酸化物質、脂肪酸が不足していることに気がつくはずです。これらの食品を使う場合は、あなたの犬の必要に応じてサプリメントを与える必要があります。

もしあなたの犬が、嘔吐、下痢、血便、体重の減少、食欲不振などの症状がしばしば見られるようであれば、獣医師に腸に寄生虫がいないか、肝臓、胆嚢に病気がないか、膵炎ではないか、あるいは食品アレルギーがないかを調べてもらってください。

この章における食事の目的は、消化、吸収、分解をしやすく、消化器官にストレスを与えずに身体に取り込めるような栄養を正しく与えることにあります。伝統東洋医学の原則に従い、治癒を受ける犬のサポートを促すように作られたレシピです。

肝臓病の食事

何が肝臓病を引き起こすのでしょうか？ 汚染された市販のドッグフード以外に、農薬の使い過ぎ、庭のスプレーやノミやダニ用の商品、ステロイド、化学療法、フェノバルビタール、抗菌薬、鎮痛炎症薬などの薬品は、ペットの肝臓病を引き起こす大きな原因のひとつです。

嘔吐や食欲不振、断続的な下痢や発作の症状にも気をつけてください。化学薬品の毒素による肝臓病は、獣医師による血液検査で見つけることができる場合があります。食事のアンバランスによって、引き起こされる肝臓病は、胆嚢、胃、すい臓や小腸などのほかの内臓機能が関与します。したがって、「総合健康診断」と呼ばれる血液検査を獣医師におこなってもらい、詳しく調べることをおすすめします。もし腫瘍の疑いがある場合、超音波検査やMRIを使えば、どの場所にどの程度の病害があるかを見極めることができます。

この病気の症状は貪欲さ、「選り好みをする」食欲のいずれかと、黄色の胆汁や未消化の食物を断続的に嘔吐するなどを特徴とします。足の爪がもろくなり、剥がれたりす

るとともに、犬の皮膚がたるんだり、色が変わったりします。もっと症状が進むと、ペットは嘔吐を続け、食事を拒み、体重が減り、ひがみっぽくなり、耳の内部、歯茎、目の白い部分が黄色っぽくなります。お腹に水（腹水）がたまってくると、これは最後のステージの症状で、肝臓機能低下で動物はやがて命を落とします。

　伝統東洋医学では、発疹、「急性湿疹」などの皮膚疾患や、慢性の耳の炎症を引き起こし、食品アレルギーをともなう、その他の肝臓のアンバランスも関連づけて考えます。

　次に述べる食品は、肝臓を修復しバランスを整えるために、伝統東洋医学で使用されています

タンパク質
- ゆでた鶏（白い）肉
- 牛もしくは鶏のレバー（調理したもの、または生）
- 蒸した白身魚（海魚）、オパカパカ（ムーンフィッシュ）、鯛
- カニ、イカ、ウナギ、ムール貝、アサリ（淡水）、シジミ
- 卵（調理したものか生）
- カッテージチーズ、ヤギのチーズ、羊のチーズ
- ヨーグルト（生きている培養菌などが入っていて、無糖のもの）
- 黒ゴマ

野菜
- 調理したビーツ若葉、タンポポ若葉、クレソン、パセリ、ケール、アブラナ科の葉野菜、セロリ、チャイブ、生姜
- サツマイモ、ヤム芋、ビーツ
- 煮たダイコン、ビーツの根
- 生のロメインレタス、アルファルファのもやし、サヤインゲン
- シイタケ、マイタケ、ヒラタケ

でん粉
- 雑穀
- ハトムギ
- 白米

果物
- リンゴ、ラズベリー、ブルーベリー、キウィ、スイカ（室温程度の温度で与える）、プラム、イチゴ（有機栽培でなければ、よく洗って与える）

上記の多種のリストから、食物を選んで次に紹介するレシピの材料の代替として使ってもかまいません。消化しやすいために、1日3回少量ずつ食事を与えることをおすすめします。

> **ヒント**
> 影響力の強い食品やハーブで肝臓の機能をサポートするものは、酸味のある味がします。

ハーブとサプリメント
（与える量については、獣医師にお尋ねください）
- マリア・アザミ、ホーソンベリー、タンポポの根、トウモロコシのひげ、ミシマサイコ（生薬）、シイタケ、マイタケ、冬虫夏草、レイシ
- **抗酸化物質類**　N-アセチルシステイン、αリポ酸、ビタミンC、E、SAMe（S-アデノシルメチオニン）
- **アミノ酸類**　メチオニン、システイン、タウリン
- **ミネラル類**　亜鉛
- **ビタミン類**　総合B（栄養イースト）、コリン（レシチン）

どのくらい与える？

犬に与える量は、大きさや犬の病気の状態にもよって違います。一般的には、1日を通して少量の食事を与えることです。一日に小型犬には大さじ3杯、大型犬ならカップ1杯を3-4回与えます。もし犬が嘔吐していたら「消化不良のための食事、下痢と断続的な嘔吐」という第12章の中にある項のレシピ（p191）を使ってください。

> **ヒント**
> もし犬が嘔吐を続けるようであれば、脱水症状を避けるために獣医師のところで静脈内輸液を与えてもらうとよいでしょう。

肝臓をサポートするレシピ

もしあなたの犬に肝臓疾患があるなら、1日を通して少量の食事を3-4回与えることをおすすめします。こうすれば嘔吐と消化機能にストレスを与えるのを減らせます。

肝臓をよくサポートできるシチュー

これを作るには、大きなシチュー鍋が必要です（3840cc、約19カップ）

ポーション1

豚肉、牛のスープ用骨、もしくはこのレシピで使う肉についている鶏の骨	320g
ガーリック	2かけら
生姜パウダー	小さじ1杯
セロリ	200g
乾燥シイタケ	25g
海塩	小さじ1杯
水（すべての材料を覆う程度）	2.7ℓ

ポーション2

炊いていない玄米	390g
骨をはずした鶏の肉	1440g
鶏のレバー	180g

ポーション3

すべて細かく切るビーツ（もしくはダイコン）	600g
ブロッコリー	500g
深緑の葉野菜（ビーツ若葉、チンゲンサイ、スイス・チャード、ホウレン草、クレソン、ケール）	300g

水2.7ℓを沸騰させ、ポーション1を加えて再び沸騰させます。火を弱火にし、45-60分煮詰めます。脂肪分をすくい取って他の食事に利用するためにとっておきます。

ポーション2を鍋に加え、ふたたび沸騰させ、30分ほど煮詰めます。骨は取って、鶏

の骨以外はスナック用に取っておきます。

　ポーション3を入れて米ができあがるまで煮ます（45分）。たくさんの量ができるので、シチューを室温程度にまで冷やし、3日分を冷蔵庫に入れ、残りは冷凍にしておきましょう。

　このレシピは、（季節）によってほかの食物を代替に使うことができる「基本」のシチューで、食事のバランスをとり、食事そのものもおいしくできます。

　たとえば、朝食にはこのシチューに調理した卵を加えます。昼食には、少量のシチューを与えます。残りの食事では、50gのすりおろして蒸したニンジンと50gカップのカッテージチーズを加えて与えるとよいでしょう。

トウモロコシ、ビーツ（ダイコン）と胸肉

水（大鍋に）	2.7ℓ
有機栽培のトウモロコシ全部（ひげと皮を含む）	4本
ビーツ若葉（もしくはホウレン草）	400g
ビーツ（小さい大きさの角切り）、またはダイコン	400g
セロリ	200g
鶏の胸肉（角切り）	960g
ハトムギ	200g
白米（もし肥満気味であれば玄米を使う）	320g
鶏のレバー	360g

　鍋に水を入れて、トウモロコシをそのまま加えて10分煮ます。皮をむいて身はご自分で召しあがってください。ゆでた水はこの料理のために取っておきます。熱いトウモロコシのゆで汁に鶏の胸肉、レバー、ビーツ（ダイコン）、生姜とセロリを加えます。沸騰させ火を弱めて煮詰め、蓋をしてさらに15分煮ます。残りの材料を入れて、沸騰させ（もし必要であれば、水を追加）、火を弱め、蓋をして米が炊けるまで調理（1時間）します。鍋は15分ごとにまぜます。

〈摂取量の目安〉

この食事の成分には、必要な栄養がすべて含まれていますが、もし活発な犬（レトリバー、ボーダーコリーなど）であれば、よい状態を保つためにタンパク質を追加するとよいでしょう。卵1個かカッテージチーズかヨーグルトを大さじ4杯、1回の食事あるい

は、小さい量にわけて、1日に何度か与えてもかまいません。

🦴 サツマイモ、心臓の肉ともやし

ターミリック・パウダー	小さじ1/2杯
オリーブ油もしくはココナッツ油	大さじ1杯
豚の挽肉	240g
鶏の心臓と砂ずり(または鶏レバー)	240g
焼いたサツマイモ(角切り)	1個
すりおろしたニンジン	100g
切ったブロッコリー	250g
緑豆のもやし	70g

　フライパンか中華鍋に、油を熱し、ターメリックと挽肉、鶏の心臓と砂ずりを入れて中火の強で10分間、よくかきまぜながら炒めます。残りの材料を入れて、野菜が出来上がるまで炒めます(10-15分)。よくまぜて蓋をし、室温になるまで待って与えます。

〈摂取量の目安〉
12-16kgの犬の場合(約少量の餌が3回分)　1日約400g与えます。

肝臓をサポートする食事──発作性疾患に関係のある症状に

　西洋と東洋の医学において、肝臓が代謝の老廃物として「毒素」を作り出し、発作を起こすことによって脳に影響を与えることがわかっています。この章の食物の選択に従う以外に、ケトジェニックダイエット(糖質制限による生活習慣病改善のための食事法)も犬をサポートできるようですが、すべての犬に当てはまるとは限りません。これらのすべての「抗発作」のための食事は、抗脂肪、低炭水化物で、タンパク質は適度に調節した量を与える内容になっており、人間においてもこのタイプの食生活をすると50%は発作を減らすことができます。

　獣医師の中には食事療法を用いている人もいますが、すべての獣医師がそうではありません。食事療法が効果的であるということを認めさせるには、まだまだ研究が必要な

のでしょう。あなたの犬にこれらのレシピを与えるのであれば、食事療法をはじめて1ヶ月目のときに、獣医師により血液検査や健康診断などでチェックしてみるとよいでしょう。鍼のセラピーも漢方と共に発作をコントロール、もしくは緩和することができます。

　これらの食事の裏側には、エネルギーの代謝経路を変えることで、食物の副産物が毒を作り出し、脳における神経細胞を刺激し、発作を起こす原因を作ることを防げるのです。基本的に、高バランスの脂肪と野菜の食事は炭水化物（米、砂糖）を低く抑え、脂肪分が高いタンパク質の量を調整したものなのです。

おすすめしたい油と脂肪

- 調理用 - ココナッツ、バター、オリーブ油、もしくはこれらのどれかふたつを合わせたもの。
- 脳の健康用 - フィッシュ・オイル、卵の黄身、乳脂肪（ヨーグルトやチーズ）、マヨネーズ

おすすめしたい、一般的な健康とメンテナンスのためのタンパク質

- 草食動物の肉 - 子羊、牛、ウサギ、もしくは豚
- 有機もしくは放牧の鶏
- 魚 - イワシ、鮭、サバ、本マグロ、キハダマグロ、タラ

おすすめしたい野菜

　でん粉質の多い野菜をいくつか使いますが、それらは抗酸化成分とミネラルを多く含みます。

- ヤム芋、サツマイモ
- 赤と黄色のパプリカ、ピーマン
- ニンジン、セロリ、ブロッコリー、アスパラガス、ガーリック
- ホウレン草、レタス、キャベツ、チンゲンサイ、スイス・チャード、ケール

🦴 チーズ、卵とヤム芋（サツマイモ）のスクランブル

卵（溶き卵）	2個
バター	大さじ1杯
オリーブ油	大さじ1杯
チェダー・チーズ（5cm×5cm大、厚み0.75cm程度）	2枚
焼いたヤム芋かサツマイモ（ジャガイモは使わない）を小さい角切りにしたもの	100g

　バターとオリーブ油をフライパンで熱し、卵、チーズとヤム芋（サツマイモ）を加える。まぜ合わせたものを、卵ができあがるまで調理し、室温程度に冷ましてからで与えます。
〈摂取量の目安〉
10-12kgの犬用に1食分。

🦴 魚とマヨ・サラダ

イワシかツナか鮭の缶詰（120g）	1個
レタス、ホウレン草とキャベツを細かく刻んだもの（はさみを使う）	75g
固ゆで卵	1個
本当のマヨネーズ（マヨネーズもどきではなく）	大さじ2杯

　材料を全部よくまぜて、ほかの食事のトッピングとして使います。たとえば、魚とマヨ・サラダを大さじ1杯につき、炊いたごはんを43g、焼いたサツマイモかヤム芋をマッシュポテトにしたものを使います。
〈摂取量の目安〉
巻末付録―J、p264参照

🦴 焼いたクリームチーズとイワシのサンドイッチ

イワシの缶詰（油を捨てて、ペーパータオルなどで拭いて油分を取る）	90g

すりおろした生のニンジン	大さじ3杯
すりおろした生のセロリ	大さじ1杯
アルファルファ	大さじ2杯
カッテージチーズ	60g
有機マルチグレイン(雑穀)か発芽パン	2枚
ココナッツ油かオリーブ油	大さじ1杯

　イワシ、ニンジン、セロリともやしをまずまぜます。カッテージチーズをそこに加え、2枚のパンに塗りひろげます。フライパンに油を入れて熱し、油をひいたフライパンにサンドイッチにしたパンを入れ、中火で両面各2-3分ずつ焼きます。冷ましてから4つに切り分けます。

〈摂取量の目安〉
この4つに切り分けたひとつがおやつに最適のサイズ!

子羊(鶏肉)の挽肉―野菜のパテ

子羊(鶏肉)の挽肉	240g
豚の挽肉	120g
卵	1個
さいの目に切ったセロリの茎	1茎分
ガーリックのみじん切り	1/2かけら
醸造酵母	大さじ1杯
乾燥オートミール	大さじ3杯
ココナッツ油	大さじ1杯

　子羊(鶏)の挽肉と豚の挽肉をまぜ合わせ、生卵、セロリ、オートミール、ガーリックと醸造酵母をまぜます(パテ3個分できる)。油をフライパンで中火の強で熱し、パテの両サイドを3分ずつ焼きます。

〈摂取量の目安〉
巻末付録―J、p264参照

🦴 レバーと野菜

切った鶏か子牛のレバー	90g
卵（生かスクランブルエッグにしたもの）	1個
アルファルファもしくは緑豆のもやし	8g
角切りにしたニンジンかブロッコリー	50g
オリーブ油	大さじ1杯
バター	大さじ2杯

　油とバターを中火で熱し、切った鶏か子牛のレバーと角切りのニンジンかブロッコリーを加えます。よくまぜて5分間炒めます。生卵ともやしをまぜて、先に炒めておいたレバーと野菜に加えてさらに2分炒めます。よくまぜ合わせ、火からおろして、室温程度に冷ましてから与えます。

〈摂取量の目安〉
巻末付録—J、p264参照

🦴 肉の炒め物のレシピ

鶏肉（骨を取り、一口サイズに切ったもの）か角切りの牛のシチュー肉	240g
豚の挽肉	120g
ココナッツ油	大さじ2杯
角切りのサヤインゲン	85g
角切りのブロッコリー	125g
角切りのセロリ	50
水	120cc

　ココナッツ油をフライパンで中火で熱し、豚の挽肉を入れて3分間炒めます。切った野菜を加えてさらに4分間炒めます。鶏肉を加えて中火の強で3分ほどさっと炒めます。水を加え、蓋をして、火からおろして室温程度に冷ましてから与えます。

〈摂取量の目安〉
12-16kgの犬用に2食分できる。

ヨーグルトとサツマイモ

焼いたサツマイモかヤム芋(さいの目切り)	100g
ヨーグルトかカッテージチーズ	48g
ココナッツ油	大さじ2杯
パルメザンチーズ	小さじ1杯

ココナッツ油をフライパンで熱し、サツマイモかヤム芋を加えます。3分間炒めます。火からおろし、パルメザンチーズをふりかけ、室温程度に冷めるまで待ちます。ヨーグルトかカッテージチーズを上にかけて与えます。

〈摂取量の目安〉
巻末付録―J、p264参照

> **ヒント**
> 大型犬には、この材料の2-3倍を使用します。

膵炎の食事

膵炎は急性と慢性のふたつのタイプがあります。急性は普通嘔吐、腹部痛、血の混じった下痢などの症状が突然起こります。慢性は食欲不振、無気力、体重増加、断続的な下痢や嘔吐と腹部不快感を伴います。この病気の原因はさまざまですが、すい臓が炎症を起こし、腫れて痛みと不快感を引き起こす酵素を分泌します。

膵炎の原因は下記に起因します

- 不適切な食事、すい臓と胆嚢から分泌される酵素を枯渇させる化学物質と酸化脂肪が体内で高い場合
- 膵管の近く胆嚢にある過剰分泌胆汁が刺激、炎症、線維症および閉塞を引き起こす場合。これは加工脂肪の高い食事を与え続けた場合に起こりやすくなる
- 肥満犬に体重を減らすために低脂肪の食事を与え続けた場合
- 抗酸化物質の欠乏。ビタミンA、亜鉛、グルタチオン、セレン、ビタミンE。
- 農薬、溶剤、除草剤、アルコールと接触のあった場合
- 遺伝的素因(ミニチュア・シュナウザー、そしてヨークシャー・テリアのような純潔の

ミニチュア種）
- 上記すべてのためにおこる酸化的ストレス

　膵炎犬が影響を受けやすい市販のドライフードやほとんどのブランドの缶詰を食べてはいけません。なぜでしょうか？　これらに使用されている脂肪と炭水化物の穀物は、かなり加工されており、調理の段階で、高温で処理されているからです。脾臓とすい臓はこれらの炭水化物と脂肪を消化するために「働きすぎ」になってしまいます。

　もし市販のペットフード業界が、化学品に汚染された彼らの食品の成分を調べなければ、いったいその食品が安全かどうか、どのようにして信用できるのでしょうか？　時がたつにつれ、肝臓、脾臓、そしてすい臓は、これらの重処理された穀物のために機能障害や誤作動を起こしはじめてしまいます。

もしあなたの犬が膵炎であれば、下記のブレンドを使用してください

- オメガ3とオメガ6（ガモレン酸　ガンマリノレン酸）
- 高繊維質の野菜
- 調理した全粒粉
- 高生物価のタンパク質 - 卵、魚の肉、乳製品、内臓の肉

膵炎のための栄養補助食品とハーブのサプリメント
治療を強化するサプリメントは下記のとおり（摂取量は獣医師にお尋ねください）

- 抗酸化物質　N-アセチルシステイン（前駆物質は、グルタチオン）、ビタミンC、E、亜鉛、タウリン
- ビタミンB_{12}、葉酸注射
- 胆嚢の機能を向上させる漢方薬　　柴、稜、生姜、柑橘類の皮、ウコン、ミント
- 食品（野菜と果物）カロチンとリコピンを多く含む＝赤、黄色、オレンジ、深緑の葉野菜
- アミノ酸（リジン、イソロイシン、アルギニン、グリシン、グルタミン、タウリン
- クルクミン抗炎剤（ターメリックの抽出液）
- オメガ3フィッシュ・オイル
- 消化酵素 - パパイヤ（パパイン）、クミン（アミラーゼ、リパーゼ、フィターゼ）、パイナッ

- プルの茎（ブロメライン）
- タンポポの葉、ペパーミントもしくはカモミール茶
- プロバイオティックス
- 漢方薬 - 金銭草、豚胆汁、ヒロハクサレダマ（硫黄草）、木香、橙、モクレン

膵炎のためのレシピ

ソバの実と海魚の食事

蒸した魚（鯛、鱒、タラ）	200g
蒸したブロッコリー（細かく刻む）	125g
調理したソバの実*1	50g
粉状にしたパルメザンチーズ	小さじ1杯
栄養イースト粉（付録C、p256参照）	小さじ1杯

　パルメザンチーズとブロッコリー、イースト粉とソバの実をまぜます。そこに魚も入れて一緒にまぜます。

〈摂取量の目安〉
小さな食事が2食分できます。

キャベツと鶏肉のコルヌコピア

すりおろした赤／紫のキャベツ	85g
鶏の心臓と砂ずりまたは、鶏肉	120g
サラダ菜	75g
炊いた玄米	140g
鶏の肉	120g
ココナッツ油	大さじ1杯
ターメリック・パウダー	小さじ1/2杯
生姜パウダー	小さじ1/2杯

中華鍋かフライパンに、油をいれて中火でターメリック、生姜を１分炒めます。鶏の肉、心臓と砂ずりを入れて中火で５分炒める。鍋にキャベツを入れてよくまぜます。さらに５分炒めて玄米を入れます。さらに５分炒めてから、刻んだサラダ菜を入れてまぜ、蓋をして火からおろします。室温程度に冷ましてから与えます。玄米の代わりに和ソバを、米を炊くようにして使ってもかまいません。牛の骨のスープで煮ることがおすすめですが、煮終わったら骨はスナック用に取っておくとよいでしょう。

〈摂取量の目安〉
巻末付録—J、p264参照

鶏肉とサツマイモ

ゆでた鶏の胸肉	240g
さいの目に切った焼いたサツマイモ	100g
炊いたジャスミン・ライスかバスマティ・ライス、または玄米	75g
葉野菜(ビーツの葉、スイス・チャード、ホウレン草	75g
オリーブ油	大さじ１杯
バター	大さじ１杯

　中華鍋かフライパンに、中火でオリーブ油とバターを熱し、葉野菜を入れて炒めます（３分）。鶏から骨を取りはずし、肉をフライパンに入れてよくかきまぜます。サツマイモと米を入れて、さらに数分炒めてから、火からおろします。室温程度に冷ましてから与えます。

〈摂取量の目安〉
この材料で２食分です。

鶏の内臓（鶏肉）と新鮮な葉野菜

鶏の心臓と砂ずり（鶏肉）	240g
キャベツ（千切り）	85g
ビーツ若葉かケール（またはホウレン草）	100g
オリーブ油	大さじ1杯
バター	小さじ1杯
炊いた白米	85g

　中華鍋かフライパンを中火の強で熱し、油、バターと鶏の心臓、砂ずり（鶏肉）を入れて5分炒めます。ビーツ若葉かケール（ホウレン草）、キャベツをそこに加えてさらに5分間、もしくは葉野菜がしんなりするまで炒めます。米をまぜて、室温程度に冷めてから与えます。

〈摂取量の目安〉
小さめの食事が2食分です。

土の香りの野菜とカッテージチーズ

カッテージチーズ	95g
蒸してつぶしたベビーニンジン	100g
焼いてつぶしたサツマイモ	100g
生卵（溶いたもの）	1個
クミン・パウダー	小さじ1/4

　卵とベビーニンジンをまずまぜ、残った材料をまぜて与えます。

〈摂取量の目安〉
巻末付録—J、p264参照

🦴 鹿肉(牛肉)のシチュー

切った鹿肉(もしくは牛肉)	600g
細かく切ったパセリ	15g
千切りにしたセロリ	67g
切ったニンジン	200g
切ったビーツ	100g
ガーリック	1かけら
水	1440cc(約カップ7杯)
シーブレンド・コンビネーション(巻末付録B、p255参照)	小さじ1/2杯
クミン・パウダー	小さじ1/4杯

大きな鍋に、すべての材料を入れて沸騰させます。火を弱めて煮詰め、蓋をして1時間ほどゆっくりと煮ます。火からおろし、骨を取って与えます。

〈摂取量の目安〉
巻末付録—J、p264参照

🦴 ズッキーニのオムレツ

オリーブ油	大さじ1杯
バター	小さじ1杯
卵(溶いたもの)	3個分
焼いたズッキーニ(なければカボチャを使用)	35g
炊いたバスマティ・ライスかジャスミン・ライス	35g
ターメリック	小さじ1/4杯

中華鍋に油を入れて中火で熱し、ターメリックとバターを入れ、ズッキーニを加えて3分炒めます。溶き卵をズッキーニの上にかけるようにいれて、蓋をして火からおろし、室温程度に冷めてからライスを加えて与えます。

〈摂取量の目安〉
巻末付録—J、p264参照

ヨーグルト・大麦と卵

低脂肪のプレーン・ヨーグルト	100g
炊いた大麦	160g
ゆで卵（刻んだもの）	1個
シーブレンド・コンビネーション（巻末付録B、p255参照）	小さじ1/2杯
栄養イースト粉（付録C、p256参照）	小さじ1杯
パパイヤ	大さじ1杯

卵と大麦、パパイヤをまぜ合わせ、それからヨーグルト、シーブレンド、栄養イースト粉を入れて与えます。

〈摂取量の目安〉
巻末付録—J、p264参照

消化不良のための食事、下痢と断続的な嘔吐

消化不良の原因は多様なので、獣医師の正しい診断なしには、この料理がすべての消化不良の治癒に役立つとは限りません。もし長期にわたって、あなたの犬が消化不良や下痢、もしくは断続的な嘔吐があるなら、できるだけ早く獣医師に診断を受けさせてください。これらは小型犬によく見られる病気です。

内臓が関与する消化不良は、胃、胆嚢、すい臓、小腸が関係していることが多いです。獣医師により血液検査、検便、健康診断、そしてできれば超音波検査を受けることをおすすめします。

これらのレシピは消化しやすく、栄養も与えるもので、従来の獣医師であっても、ホリスティック系の獣医師であっても使うことができるはずです。この食事は下痢が解消されるまで、一時的に用いるとよいと思いますが、あとでこの材料にほかの材料を追加してあげることもできるように作ってあります（調理したニンジン、サツマイモと、その他の肉）。

消化不良のためのレシピ

ゆでた牛肉とサツマイモ

ビーフシチュー用の肉(さいの目切り)	800g
スライスしたサツマイモ(ヤム芋でもかまわない)	1000g
水	1440-1920cc (約7-10カップ)
新鮮な生姜パウダー	小さじ1杯、もしくは新鮮な生姜1個
缶のココナッツ・ミルク	200cc
ハワイアン・アラエ・ソルトもしくは海塩	小さじ1杯

　大きな鍋に、水、塩、牛肉、生姜とサツマイモを入れて沸騰させます。火を弱くして、蓋をし、ゆっくりとサツマイモがやわらかくなるまで煮ます。出来上がったら、よくまぜてココナッツ・ミルクを加えてさらにまぜ、ふたたび蓋をして室温程度に冷めるまで待って与えます。

〈摂取量の目安〉
1日を通して少しずつ何回かに分けて与えましょう。

ゆでた鶏肉と米

炊いた白米	680g
缶のココナッツ・ミルク	120cc
ゆでた鶏の胸肉(骨ははずしておく)	480cc
生姜パウダー	小さじ1杯

　ココナッツ・ミルクと米をまぜます。鶏を小さく裂いて、生姜パウダーとまぜ、それから全部を一緒にまぜ合わせます。

〈摂取量の目安〉
4-6時間後とに4回に分けて与えます。

チーズ風味のスクランブル・エッグ

卵	3個
カッテージチーズかプレーン・ヨーグルト （オプションとして、もし乳製品に犬がアレルギーを起こさない場合）	48g
生姜パウダー	1つまみ
カルダモン・パウダー	1つまみ
オリーブ油またはココナッツ油かバター	大さじ1杯
炊いたバスマティ・ホワイト・ライス（なければ玄米）	140g

　フライパンか中華鍋を中火で熱し、バターかココナッツ油を入れ、生姜パウダー、カルダモンを加えます。1分炒めて溶いた卵、カッテージチーズをまぜ合わせたものを加えます。卵ができあがるまで（3-5分）炒めます。卵とバスマティ・ライスをまぜ、室温程度に冷めるまで待って与えます。

〈摂取量の目安〉
小型犬用に3食分できます。

「下痢気味」の犬のための料理

白米*2	160g
鶏の骨	80g
鶏肉（皮は取る）	120g
ココナッツ・ミルク	120cc
水	560cc（約3カップ）

　鶏の骨を水と一緒に20分煮ます。骨を取りだして、鶏肉、米とココナッツ・ミルクを米が2.5cmかくれる程度の水を入れます。沸騰させて米ができるまで蓋をして煮ます（30分）。全部をよくまぜて室温程度に冷めてから与えます。

〈摂取量の目安〉
10kgの犬に対して100gを毎日3回、症状が改善されるまで与えます。もし下痢が3日以上続いたら、獣医師の診察を受けてください。

🦴 インディのバジル・ビーフ

ビーフシチュー用の肉（厚切り）	800g
生姜	1かけら
千切りにしたガーリック	1/2かけら
イタリアン・パセリか普通のパセリ	30g
新鮮なバジル	50g
焼いたサツマイモかヤム芋（さいの目切り）	2つ
ココナッツ・ミルク	1缶
ココナッツ油	大さじ2杯

　大きな鍋に、中火の強でガーリック、生姜、ココナッツ油を30秒炒めます。肉、パセリ、バジルを加えてさらに10分炒め、肉に焦げ目をつけます。ココナッツ・ミルクとヤム芋かサツマイモを入れ、火を弱めて20分ほど煮詰めます。

〈摂取量の目安〉
3-5日間、毎日3回約400gずつ与えます。

🦴 サツマイモ・スクランブラー

卵（溶き卵）	3個
切ったサツマイモ[*3]（焼いて皮を剥いたもの）	100g
カルダモン・パウダー	ひとつまみ
バター、オリーブ油かココナッツ油	大さじ1杯
シーブレンド・コンビネーション（巻末付録B、p255参照）	小さじ1/2杯
パルメザンチーズ（粉チーズ）	小さじ1杯

　フライパンを温めて、カルダモンとバター、もしくはココナッツ油かオリーブ油を入れます。サツマイモと卵を入れて、卵ができるまで炒めます（3-5分）。シーブレンドと粉チーズを全体にふりかけて、室温程度に冷ましてから与えます。

〈摂取量の目安〉
巻末付録―J、p264参照

肝臓、胃、膵炎や腸疾患の治療に使われる消化を助けるサプリメントは、下記のとおりです。使う前に知識の豊富な獣医師に相談してください。

- 生姜、ターメリック、カルダモン、ボスウェリア、朝鮮ニンジン、レンゲ、甘草、ソウジュツ末（生薬は消化管の問題用）
- N-アセチル、グルコサミン、αリポ酸、N-アセチルーシステイン（NAC）
- **プロバイオティクス**　微生物なら乳酸菌、アシドフィルス、生きている培養菌、など
- **エンザイム**　パンクレアチン、アミラーゼ、ペプシン、豚の胆汁、パパイン、ブロメライン
- マリア・アザミ、タンポポ、コオウレン（生薬）、クロア（生薬）、シコン（生薬）、スクテラリア（肝臓疾患）

 ## この章のポイント

- 食事を変えることにともなって、1週間程度でゆっくりと犬に適応させるようにしましょう。
- 犬の中には食欲不振になったり、いつもよりも通便回数が増えることもあります。
- 食事の後すぐに運動をさせるのは避け、食事はやや暖かいか、室温程度の温度で与えて冷たいものは与えてはいけません。
- もし犬が食事を吐き続けるようであれば、すぐに獣医師に見せてください。
- この章に書いたほとんどの疾患は、治癒するまでに、あるいはコントロールできるようになるまでに、何ヶ月も要します。私のおすすめは、これらの症状を治療する際に、漢方薬、鍼、ホメオパシーなどの知識に深いホリスティック系の獣医師と相談しながら行うことです。
- 症状が改善されたら、犬の年齢や重さ、大きさなどに合った通常の食事に戻してください。

参考文献と注釈

[*1] ソバの実はご飯のように炊いてもかまいません。牛のスープ用の骨を入れて煮るほうが、おいしくできあがります。ソバができたときに骨ははずし、おやつとして後で与えるためにとって置きましょう。

[*2] 伝統東洋医学では、白米は腸管内で毒素を中和することで消化機能のバランスを取るとされています。

[*3] 蒸したズッキーニ、黄色もしくはバターナッツ・カボチャを代わりに使ってもかまいません。これらは消化しやすいですが、必ず煮るか焼くかゆでてから使います。

第13章

肥満犬と減量のためのレシピ

　現在の西洋文化において、人間は食べ過ぎであり、しかしながら栄養の質と量においては満たされていません。また家庭で飼われるペットについても同じことがいえるようです。肥満は毎年増え、それとともにこれに関連した病気、心臓病や糖尿病やがんなども増えているのです。アメリカの疾病予防管理センター（CDC）は人間の病気の80％は、食事法と運動で避けることができると発表しています。これは犬においても一緒です。多くの犬も、炭水化物の食べ過ぎと運動不足のため肥満になっているのです。

犬が肥満になる主な理由

1. 適量の運動が十分でない場合（犬は1日2回、各20分は運動すべき）
2. カロリーが高く、ミネラルと繊維分が低い市販のドッグフードを与えすぎた場合
3. 高カロリーの精製された小麦や穀物で作られたクッキーなどのおやつや、脂肪の多い食肉を与え過ぎた場合
4. 甲状腺機能低下。体重に問題のある犬は、脂肪の塊や嚢胞ができやすく、獣医師により甲状腺の機能を調べる血液検査、リパーゼ・レベルを常にチェックしておくこと

　この章では、大切なミネラル、ビタミンや病気を避けて犬を健康に保てる抗酸化物質を減らすことなく、体重を減少させる料理法をお教えしています。これらの料理を、ロー

テーションを組んで与えることで、犬は一日置きに違った食べ物を楽しむことができるでしょう。

 ## 大麦について

　大麦は高繊維食物で、低血糖食品であり、これは食べ物にある糖分を分解する過程において、すい臓に急激にショックを与えないということを意味します。通常、食後の血糖値は1時間以内にピークに達し、2時間たつと素早く分解がはじまり、すい臓にストレスを与え、ペットが膵炎や糖尿病にかかりやすい要因を作ります。

　大麦は肥満の人間と犬の両方に効果があり、アメリカ食品医薬品局（FDA、Food and Drug Administration）によると心臓にも負担がかからないということです。有機栽培の大麦を健康食品店や、チェーン店展開をしているような大手のスーパーなどでも見つけられるかもしれません（有機栽培食品を特に扱っていなくても）。これはお米と同じように調理ができ、炊飯器に入れるか蓋付きの鍋でも調理ができます。私はチキン・スープか肉の骨を大麦と一緒に鍋にいれることで、味付けをし、もっとおいしく作っています。それを冷蔵庫に入れて保存しておきましょう。もしあなたも一緒に食べたければ、塩をひとつまみ、もしくはオリーブ油を少量追加するとよいでしょう。

 ## 小型犬のための食欲の減らし方

生姜の炒めごはん

豚肉の赤身もしくは七面鳥肉を刻んだもの	240g
炊いた玄米	140g
生の野菜：ホウレン草、チンゲンサイ	200g
オリーブ油	大さじ1杯
生姜パウダー小さじ1/2杯	
ガーリック	1かけら

　中華鍋かフライパンでまず油を熱し、生姜パウダーとガーリックをまぜて1分炒め、そこに豚肉か七面鳥肉を入れ、約20分炒めます。そこに野菜を追加して、さらに10分間

炒めます。それから玄米を加えてよくまぜ、火を消してそのまま10分ほど蓋をして置きます。食事は室温程度に冷ましてから与えます。
〈摂取量の目安〉
12kgまでの重さの犬であれば4回分、12-20kgまでの犬であれば2回分できます。

生肉と卵の食事

生の鶏の手羽先	1
生卵	1個
すりおろしたニンジンかブロッコリー	50g
粉のパルメザンチーズ	小さじ1杯

鶏の手羽先を5つに切り分け、骨を取ります。卵をよくかきまぜ、すりおろしたニンジンかブロッコリーとパルメザンチーズとまぜ合わせて、そこに手羽先もまぜます。
〈摂取量の目安〉
巻末付録―J、p264参照

ヨーグルトと玄米の食事

低脂肪のプレーン・ヨーグルト	60g
炊いた玄米	70g
パルメザンチーズ	小さじ1杯

ヨーグルトとパルメザンチーズを先にまぜ、そこに玄米を加えてまぜれば、出来上がり。
〈摂取量の目安〉
巻末付録―J、p264参照

特別な炒めもの

緑豆の、もしくは大豆のもやし	140g
切ったブロッコリー	250g
細かく切ったニンジン	200g
切った鶏肉か牛肉	720g
炊いたブラウン・ロング・グライン・ライス(玄米でも可)もしくは麦	140g
生姜パウダー	小さじ1杯
オリーブ油	大さじ1杯
ガーリック	2かけら
新鮮なバジルの葉	大さじ2杯

中華鍋かフライパンで油を熱し、生姜パウダー、ガーリックを入れて1分間炒めます。鶏肉か牛肉をそこに加えて10分ほど炒め、バジル、ニンジン、ブロッコリーともやしを加えます。蓋をして約20分中火で調理し、途中で何度かかきまぜます。火から鍋をおろし、玄米もしくは麦を加えてよくまぜ、室温程度に冷ましてから食べさせます。

〈摂取量の目安〉
1日約100gを与えます。

> **ヒント**
> もし犬が野菜を食べ残すようであれば、残ったものをフードプロセッサーにかけて、再度食べさせるようにするとよいでしょう。

もっと体重を減らすためのレシピ

バーニーのための大麦の夕食

この夕食は、14-20kgの犬と1.4-3.6kg重量オーバー気味の犬のための食事です。

調理した大麦	160g
挽肉(牛、子羊、豚もしくは七面鳥)	200g
生卵	1個

第13章　肥満犬と減量のためのレシピ

生のサラダ菜(残り物や、煮た野菜を小さく切ったものでもよい)	150g
ココナッツ油	大さじ1杯

　油をフライパンか中華鍋で熱し、挽肉を入れて5分炒めます。大麦、卵を加えて3-5分さらに炒めます。火からおろして生のサラダ菜を入れてよくまぜます。蓋をして20-30分置きます。

〈摂取量の目安〉
室温程度に冷ましてから、これを2回分に分けて与えます。

ベンジーの減量食事

七面鳥か牛肉(地元産)の挽肉	200g
生のサラダ菜	150g
生卵	1個
ゆでたニンジン、ブロッコリーとチンゲンサイ(生)	200g
炊いた玄米	70g
ガーリック	1/2かけら
オリーブ油	大さじ2杯

　中華鍋(もしくは同じような形の鍋)を使い、オリーブ油を中火で熱してガーリック、七面鳥か牛肉挽肉を入れて5分間炒めます。ニンジン、ブロッコリーとチンゲンサイを加えてさらに5分炒めます。生卵とサラダ菜を加えて、さらに3分間炒めます。玄米を入れてよくまぜます。

〈摂取量の目安〉
これを2回分に分けて与えます。

豚肉のライス・シチュー

ポーション1

切った豚肉(テンダーロインもしくは細切れ肉)で余分な脂身を取ったもの	1440g
ガーリック	2かけら

生姜パウダー	小さじ1杯
刻んだセロリ	200g
新鮮なパセリ	60g
水	1920cc（約10カップ）

ポーション2

長粒玄米(生)	520g
鶏のレバー	360g
切ったビーツがダイコン	400g
切ったブロッコリー	500g
濃い緑の葉野菜（ビーツの茎、ケールもしくはホウレン草）	300g
水	鍋の中の材料がすっかり覆われるぐらいの量の水

　大きな鍋に水を入れて沸騰させ、ゆっくりとポーション1を加え、蓋をして火を弱くします。45分間煮詰めます。火からおろし、冷ましてから表面に浮かんだ油を取って捨てます。ポーション2をそこに加え、よくまぜながら沸騰させ、蓋をして米ができあがるまで煮ます(45分)。シチューを15分ごとによくまぜます。

　冷めたら、千切りにしたロメインレタスを敷いた上にのせて与えます。

〈摂取量の目安〉
シチュー200gに50gの生の野菜サラダを、10kgの犬に1日2回与えます。

ヒント
長粒玄米は短粒玄米よりも数カロリー低いです。

🦴 鶏肉の減量シチュー

ポーション1

鶏の胸肉(骨と皮付き)の塊を刻んだもの	4かたまり分(約900g)
七面鳥の挽肉、または鶏肉	480g
刻んだセロリ	200g
新鮮なパセリ	30g

生姜パウダー	小さじ1杯
ガーリック	2かけら
ターメリック・パウダー	小さじ1/2杯
海塩	小さじ1杯
新鮮なバジル	大さじ6杯
水	2880cc（約カップ15杯）

ポーション2

切ったビーツ（ダイコン）	400g
切ったニンジン	400g
炊いていない長粒玄米	260g
刻んだうすい豆（さやえんどうなど）	280g
ブロッコリー	500g
鶏のレバー	180g
水	必要ならもっと追加

　大きな鍋にポーション1の材料を全部入れ、沸騰させ、火を弱めて蓋をします。弱火で60分煮ます。火からおろして冷まします。浮いた脂肪を取り去ります（これをほかのレシピのスープに使うために置いておきます）。

　ポーション2を追加し、よくまぜ、沸騰させ、蓋をして火を弱めて米ができあがるまで煮ます（45分）。出来たら、火からおろしてよくかきまぜます。犬が骨を食べることになれていないのであれば、骨を取って捨ててから与えます。

減量のためのオメガ3の食事

オイルサーディン（洗って油と塩気を取る）	200g
サラダ菜	150g
炊いた玄米	70g

　オイルサーディンとサラダ菜をよくまぜ、玄米をそこに加えて与えます。

〈摂取量の目安〉
巻末付録―J、p264参照

クイック炒めもの

肉の脂肪(肉を使ったときは、脂肪はいつも取っておきましょう)	大さじ1杯
サラダ菜	150g
生の牛挽肉	200g
生卵	1個
みじん切りのガーリック	1かけら

フライパンを強火で熱し、脂肪分、ガーリックを入れて1分炒めます。サラダ菜を加えて2分炒めます。肉を加えてさらに1分炒めて、生卵をその上からかけて与えます。

〈摂取量の目安〉
巻末付録―J、p264参照

とってもクイックな食事

炊いた玄米	70g
生卵	1個
生の七面鳥(鶏)の挽肉、	200g

材料を全部まぜて与えます。
〈摂取量の目安〉
10-12kgの犬用に2食分できます。

簡単な生肉の食事

挽肉(牛、七面鳥もしくは鶏)	200g
生卵	1個

炊いた玄米	140g
千切りにしたガーリック	1/2かけら
生のサラダ菜	75g

材料を全部まぜて与えます。
〈摂取量の目安〉
大型犬なら1食分できます。

中華鍋で作る肉と野菜と玄米料理

肉(牛か七面鳥か豚の挽肉)	200g
炊いた玄米	70g
生野菜かサラダ菜	75g
オリーブ油	大さじ1杯
千切りにしたガーリック	1/2かけら

中華鍋に油を熱し、ガーリックと好みの肉を入れます。中火で10分炒め、野菜を加えて強火で5分炒めます。玄米を加えてよくまぜます。火からおろして室温程度に冷ましてから与えます。1度に1食以上できるので残ったら冷凍しておきましょう。
〈摂取量の目安〉
10-12kgの犬用に2食分できます。

健康的な低カロリーのスナック

もしあなたの犬が食べ物をねだりに来たら、拒むのは難しいでしょう。そんなときに与えるのに一番よいのは、高繊維の食事、つまり満腹感を感じる食べ物です。

低カロリーのスナックの例
リンゴ、梨、パパイヤ、生のベビーニンジン、低カロリーのチーズ(ストリング・チーズ、モッツアレラ、ヤギのチーズ)、ブルーベリー、ラズベリー。

サプリメント

減量を促すサプリメント

オメガ3フィッシュ・オイル
トリグリセリド・レベル（中性脂肪）を減少／1000㎎-3000㎎を1日2回

共役リノール酸
腹部の脂肪沈着を軽減、250㎎-1500㎎を1日2回

スピルリナ
炭水化物の代謝を上げる、小さじ1/4杯から1杯を食事のごとに摂取

シーブレンド・コンビネーション（巻末付録B、p255参照）
小さじ1/2杯から2杯を毎日

ビタミンC
肝細胞の脂肪の蓄積を防ぐ、250㎎-3000㎎を毎日

ガーリック
コレステロールの吸収と同化の減少。レシピに含まれるガーリックは犬には害を与えません。

この章のポイント

- 減量するには、もっと運動をさせ、摂取する炭水化物の量を減らします。
- スナック、クラッカー、ミルク・ボーン、市販のドッグフードや缶のフードなどの摂取をやめます。
- 白いパン、クッキー、スパム、ハム、ランチミートなどの加工肉など、食卓の食べ残しは与えません。
- 私の意見では、市販の「ウェイト・コントロール」食は効果がなく、長生きで健康な生活を送るだけに十分なビタミン、ミネラル、抗酸化物質を含んでいません。代わりにもっと新鮮な野菜、卵、肉、魚を与えるとよいでしょう。

- 食欲を抑制するサプリメントは人間には効果がありますが、これを犬に使うのは危険です。犬の食事に新しいサプリメントを加える場合は、必ず獣医師に相談してからにしましょう。
- 断食　肥満犬は１日の断食でも効果があります。１日以上断食させるのはすすめられません。水を与え、スープを飲むように作っておいてあげること。スープの基本レシピ付録E、p257参照。犬が食物を求めて近所をうろついたりしないように注意しましょう。
- 犬の中には新しい食事の匂いを嗅いで、立ち去るものもあれば、少しだけしか食べない犬もいます。我慢強く見守ってやることが大切です。新しい食事に慣れるのに1-2週間かかることもあります。
- この方法を１ヶ月試してみましょう。これらのレシピを使いはじめる前に、犬の体重を測っておきましょう。またあなたの犬の肋骨の後ろあたりから胴回りを測定しておきます。１ヶ月してから体重と胴回りを再び計測してみます。

第14章
飼い主がベジタリアンである場合の食事

 なぜ犬にベジタリアンの食事を与えたいのか？

　飼い主がベジタリアンである場合、その人たちが自分の犬にもベジタリアンの食事を与えてもよいかと私によく聞いてきます。この人たちは自分では肉を買ったり、取り扱ったり、あるいは冷蔵庫に入れておくことさえいやなのです。

　また、犬が肉にアレルギーを持っていて、ベジタリアンの食事を食べる必要がある場合、どの食事が犬にアレルギーを与えているかを調べ、症状が改善されれば、新しく肉を入れた食事をはじめることができます。これらのアレルギー症状には、皮膚の痒み、脱毛、前足を噛んだり、慢性の耳の炎症、じんましん、嘔吐や下痢があります。

　このような犬には、ベジタリアンの食事を調整して与えることをおすすめします。犬は絶対なる肉食主義ではなく、肉のない食事でも猫よりもよく生き残ることができます。

　一般的に大型犬や超大型犬などは、十分にほかのもので補足されていなければベジタリアンの食事を受け入れられないのに対し、小型犬と中型犬は、ベジタリアンの食事にも適応することができます。大型犬、赤ちゃん犬そして成長期の犬に対してベジタリアンの食事を与える場合は、栄養分を補足し、栄養学を専門とする獣医師により観察し

てもらう必要があります。

大型犬は主なタンパク源として肉を必要としますが、小型犬は必要量のタンパク質とアミノ酸をほかの食品から取れる限り、肉は必要としません。大型犬に肉を与えないと、心筋症、骨格異常、筋萎縮症などを起こしてしまいます。

これらの食事には何がほかに含まれていますか？

古代の原始的な文化に生きた農耕民族は、肉はほとんど食べず、豆、トウモロコシ、さつまいも、キャッサバを育て、そして野生の植物を食べていました。犬は自分でネズミ類、昆虫、トカゲ、卵、鳥などを獲って食べていたので、人間は犬に自分たちの「残り物」である野菜とでん粉を与えていました。その時代の犬やそれ以前の祖先の犬たちは、あまりタンパク質を取らなかったので、サイズが小さめで、今日に至るまで、何世紀ものあいだ生き延びてきました。「家で飼う犬」はトカゲやネズミ類などを捕獲するチャンスはあまりなく、よって餌を与えられる必要がありました。小型から中型のペットの犬は肉なしでも生きられますが、多様な種類のタンパク質を含む食事を与える必要はあります。

高齢犬に与えるタンパク源は、高い「生物学的指標」を持っていなければなりません。

つまり簡単に消化吸収でき、腎臓にストレスを与えないものを与えましょう（たとえば大豆タンパクなど）。

動物の肉以外のタンパク源とは

- 卵と、卵ベースのレシチン・タンパク質パウダー
- 乳製品　カッテージチーズ、ヨーグルト、ヤギのチーズ、ヤギのミルク、粉ミルク、ミルクベースのタンパク質パウダー（可能な限り有機製法のものを使う）。
- 魚　イワシ、鮭、サバ、本マグロ、イカ
- スピルリナ（藻類）
- 海草　ケルプ、ワカメ、海苔、ひじき、昆布（塩を多く含むので最初に真水につけてから与える）
- 大豆の発酵食品　豆腐、納豆、豆乳、テンペ（注：多くの犬は大豆にアレルギーを持っている）
- 豆　ソラマメ、インゲン豆、黒目豆（ササゲ）、小豆、レンズ豆（ガスを出すために3日

水につけておくこと。それからやわらかいペースト状になるまで煮続ける）。これ以外のパパイヤやクミン・スパイスなどの酵素（タンパク質分解）を食事に加える必要がある場合もある

- 挽いたゴマ（フライパンで金茶色になるまで煎り、火からおろして臼と杵で粉状にすりつぶす
- キヌア、ワイルド・ライス、バスマティ玄米

完全なる「ベジタリアン」ではありませんが、これらの機能性食品は、メニューをローテーションさせて毎日与えたなら、心配することなく犬を健康に保てます。

必要に応じて与えるとよい追加サプリメントは下記のとおり

- 筋肉と心臓の発達のためにタウリンとL―カルニチン
- 目、脳と肌の健康にフィッシュ・オイルかオキアミ油（DHA）
- 骨、関節の発達のためにボーン・ミール（有機）、卵の殻、牡蠣
- 健康な皮膚、毛皮とホルモンバランスのために、オメガ6必須脂肪酸
- 栄養イースト粉（付録C、p256参照）
- ベジタリアン・プロテイン・パウダー・ミックス（次のレシピを参照）

ベジタリアン・プロテイン・パウダー・ミックス

醸造酵母	200g
小麦胚芽	200g
ケルプ・パウダーまたは、北海道産の昆布パウダーか、昆布をフードプロセッサーで粉砕して代用	30g
スピルリナ	28g
プロテイン・パウダー	120g
黒ゴマ	35g
パルメザンチーズ（粉）	45g

よくまぜてガラスのビンに入れ、蓋をして冷蔵庫に保存します。

〈摂取量の目安〉
12kgの犬に小さじ1杯を1日2回、食事と一緒に与えます。

簡単なレシピの数々

🦴 バランスの取れた高タンパク質のオムレツと野菜

卵（溶き卵）	3個
濃い緑の野菜（小さく刻んでおく）	75g
カッテージチーズかヨーグルト（プレーンか全脂肪）	48g
ココナッツ油かオリーブ油ブレンド（1：1）	大さじ2杯

フライパンに、中火で油を1分間熱する。卵と葉野菜を入れる。卵が調理できるまで炒めます。オムレツをフライパンからおろして室温程度に冷ましてから与えます。カッテージチーズかヨーグルトをトッピングとしてのせるか、よくまぜ合わせて与えます。

〈摂取量の目安〉
赤ちゃん犬か小型犬には3食分できます。

この食事は、食事を多く必要とする大型犬にも与えられます。約100-150gのこの食事を、炊いた玄米かほかの穀物（キヌア、大麦、ソバの実、ワイルド・ライスか白米）、の上にのせて与えます。

🦴 鮭と麺がどっさりのメニュー

アラスカ鮭缶か、普通の鮭缶（水を捨ててよく洗って塩を取る）*	200g
生姜パウダー	小さじ1/2杯
チアシード（新鮮なもの）	大さじ1杯
ゴマ	大さじ2杯
細く切ったクレソン	100g
缶のココナッツ・ミルク	240cc
バター	大さじ2杯

ゆでた中華麺か和ソバ(全粒小麦、ソバの実、あるいは卵麺)	400g

バターを中華鍋で低温で熱し、生姜パウダー、チアシードとゴマを入れます。5分炒めてクレソンと鮭を入れ、よくかきまぜます。ココナッツ・ミルクを追加してやや沸騰させ、火からおろします。そこに麺をよくまぜ合わせます。

〈摂取量の目安〉
巻末付録―J、p264参照

* ゆでたり、焼いた新鮮な鮭、マグロ、マヒマヒ(シイラ)、あるいはメカジキを代わりに使ってもかまいません。一部の淡水魚を除いて鮭、ナマズ、マスなど、魚は常に殺菌調理する必要があります。

ペペのウェスタン・オムレツ

卵	3個
ヨーグルト	大さじ2杯
マイルド・チェダーチーズ	大さじ4杯
ガーリック	1/2かけら
堅めの豆腐もしくはテンペの角切り	100g
トマト・ペースト	小さじ1杯
千切りにしたブロッコリー	63g
ココナッツ油か、オリーブ油とのブレンド(1:1)	大さじ2杯
海塩	小さじ1/2杯

油を中火の強で熱し、ガーリックを入れて1分間炒めます。火を弱めてブロッコリーを入れます。5分ほど炒めながらよくかきまぜます。卵、豆腐とヨーグルトをチーズ、海塩とトマト・ペーストとまぜます。火を中火にして、卵などをまぜたものを鍋に加えて3分間炒めます。蓋をして、火からおろし、10分間置きます。室温程度に冷ましてから与えます。

〈摂取量の目安〉
巻末付録―J、p264参照

肝臓や腎臓機能に障害のある高齢犬のために

蒸し野菜のベジタリアン・ディライト

ブロッコリー	1茎
ニンジン	1本
乾燥シイタケ（一晩水につけておく）	25g
ビーツかダイコン	1本
ガーリック	1/2かけら
有機の鶏か野菜のスープ	1缶
オリーブ油かココナッツ油	大さじ2杯
パルメザンチーズ（パウダー）	小さじ1杯
炊いた長粒玄米	140g

　野菜を全部千切りか薄くスライスし、小さくします。中華鍋にオリーブ油かココナッツ油を大さじ2杯加え、中火の強で熱し、ブロッコリー、ガーリック、ニンジン、シイタケ、ビーツかダイコンを入れて5-10分間炒めます。スープを入れて火を弱めます。野菜が柔らかくなるまで20分ほど煮ます。炊いた長粒玄米をボウルに入れて、その上に煮あがった材料をかけて（1：1の割合で）、パルメザンチーズを上からふりかけて与えます。

〈摂取量の目安〉
巻末付録―J、p264参照

ベジタリアン・シチュー

　野菜シチューは、大量に作って冷凍しておけるので、とても便利な食事です。タンパク質や脂肪は、食べるときに足してやればよいので、毎回手間をかけて最初から作る手間がはぶけます。食べ物を無駄にしないために最初は少量を作り、犬がそのシチューを好きかどうか見きわめてみましょう。

🦴 魚とジャガイモのシチュー

ポーション1

赤もしくは黄色い皮のジャガイモ	400g
レンズ豆(一晩水につけておく)	90g
切ったニンジン	200g
切ったセロリ	200g
パセリ	30g
ガーリック	1かけら
シーブレンド・コンビネーション(巻末付録B、p255参照)か	
ケルプ・パウダー	小さじ1杯
チアシード	大さじ1杯
オリーブ油かゴマ油	大さじ3杯
水	1440cc(約7カップ)

ポーション2

オーガニックのニューイングランド・クラムチャウダー、	
なければ普通のニューイングランド・クラムチャウダーの缶詰	1缶
ライト・ツナ缶か鮭缶	1缶

大きなスープ鍋に、ポーション1をすべて入れ、沸騰させ、それから40分ほど蓋をして煮ます。ポーション2を入れてよくかきまぜます。蓋をせずにさらに15分煮ます。火からおろして、室温になったら、冷凍するか冷蔵庫(3日以上は置かない)で保存します。

〈摂取量の目安〉
12-16kgの犬に、このシチュー約200gと100gの鮭缶かイワシ缶かツナ缶を加えて与えます。もしあれば、新鮮な魚で調理するほうがよいでしょう。

🦴 ジャガイモと玄米のシチュー

この非アレルギー・レシピはとくに食物アレルギーを持つ犬におすすめです。これを基本として、いろいろなタンパク質(次に記載)を毎週、一度にひとつずつ、皮膚の状態や

下痢がおさまるまで与えてゆきます。

ジャガイモ	400g
サツマイモかヤム芋	200g
セロリ	200g
ブロッコリー	250g
ケールまたはレタス	50g
水	1920cc（約10カップ）
海塩	小さじ1杯
ワイルド・ライス（玄米）	130g

　上記の野菜を全部小さ切り、スープ鍋に水と海塩と共に入れる。沸騰させて1カップのワイルド・ライス（玄米）を加え、蓋をして火を弱めて煮詰める。45分間煮たら下記を加えます。

ココナッツ・ミルク	1缶
ブラッグス・リキットアミノ酸、もしくはたまり醤油	大さじ4杯

　10分ごとによくかきまぜて、再び30分か米ができあがるまで煮詰めます。

〈摂取量の目安〉
10-12kgの犬に対して約100g-200gのシチューを1日2回、下記のプロテインをそれぞれの食事に加えて与えます。

乳脂肪分を含むプレーン・ヨーグルト	120g
カッテージチーズ（脂肪分4%）	48g
ベジタリアン・プロテイン・パウダー・ミックス（p209参照）	小さじ1杯
目玉焼き	1
焼いた豆腐かテンペ	100g

🦴 ベジタリアン・クッキー

細く切ったニンジン	50g

千切りにしたパセリ	30g
亜麻の実	25g
パルメザンチーズ	25g
溶かしバター	60g
海塩	大さじ1杯
栄養イースト粉(付録C、p256参照)	60g
ベーキング・パウダー	小さじ2杯
エンバクぬか(なければ米ぬか)	30g
小麦粉(100%有機栽培で石臼挽き)*	384g
水	240cc

　エンバクぬか(米ぬか)、亜麻の実、栄養イースト、パウダーとパルメザンチーズをまずまぜ合わせます。ここに小麦粉、ベーキング・パウダー、海塩を加えて、全体をよくかきまぜます。水、溶かしバターを加えてまぜてクッキーの生地を作ります。少しずつパセリとニンジンもまぜます。

　できあがった生地をシリンダー状にして、プラスチックのラップをかけて冷蔵庫で30分ほど冷やしておきます。冷えたら冷蔵庫から出して、生地を6mmぐらいの太さのシリンダー状に伸ばし、それを2.5cm角くらいに切るか、クッキー型を使います。約200℃に熱したオーブンで15-20分焼き、焼きあがったら火を消してからもオーブンの中に1時間ほど入れて固くします。

* もし犬が小麦のアレルギーであれば、ひよこ豆の粉でもかまいません

欠乏症の兆候とベジタリアンの食事の与え方

　もしあなたの犬に必須栄養が欠乏している場合、皮膚がたるんだり、ひび割れしていたり、舌が白かったり、倦怠感、泥を食べたり、木をかじったり、ゴミ箱の上に上ったり、他の動物の便を食べたりする行動異常が見られます。

　犬にベジタリアンの食事を与えることは、時間を使ってよく観察し、必要なサプリメントを食事に加えてあげることが大切です。ベジタリアンのようなタイプの食事を与えるときは、獣医師に相談して犬の健康を共に観察しながらおこないましょう。

もし栄養が欠乏しているような兆候が見られたら、下記のようなサプリメントを含むものを与えます。

- 新鮮な亜麻の実を挽いたものか、オキアミ油から取れるオメガ３
- 卵から取れるオメガ６
- ヨーグルトかヤギのチーズ
- 栄養イースト粉（付録C、p256参照）か、スピルリナから取れるタンパク質。

第15章

簡単にできる食事、スナックとおやつ

 簡単な食事

　忙しい朝にはピッタリの内容で、買い物に行って何かよい材料を準備できるまで、もしくはあなたが昼寝をしたり、大好きなテレビを見たいと思っているときに、とりあえず犬に何かを与えてお腹を満たしておくには最適です。これらのちょっとした食事は健康的で、栄養もあり、消化にも問題ありません。

調理した白米か玄米かキヌアもしくは大麦を1カップと下記のいずれかの材料を加えてよくまぜ合わせます。

- 生もしくは蒸した白身の海魚（マヒマヒ（シイラ））、鯛、バターフィッシュ（えぼ鯛）。それぞれの食事に対して約100g、もしくは人間用のツナ缶120g（水煮かオリーブ油漬けのもの）
- 生の野菜。ニンジン、ブロッコリー、アルファルファのもやしを15g。これらはすりおろすか、生卵ひとつとか、もしくはカッテージチーズがヨーグルト95gとまぜ合わせる。
- カッテージチーズかヨーグルトを95g
- 調理した鶏のレバー 90g
- 調理した豚肉120gカップとうすい豆かビーツ若葉（ホウレン草）を100gと一緒に

炒める
- 人間のベビーフードの肉味の小瓶ひとつ。子羊、鶏、レバー、もしくは七面鳥（50gの野菜とまぜ合わせる）もしくは、米をやめてこれをベビーフードのビンか缶詰めのジャガイモか、カボチャと一緒にまぜ合わせる。
- 「手作り」のパスタソースかペスト・ソースを大さじ4杯と調理した鶏か七面鳥の挽肉50g
- オムレツ。卵2つと調理した野菜38g（2食分）
- 生もしくは調理した卵1個

スナックとおやつ

可能な限り有機物の材料を使いましょう。

🦴 かゆいかゆいワンちゃん用クッキー*1

（アレルギーのある犬用のレシピ）

セロリのスティック	3本
ガーリック	1かけら
サツマイモ	1個
ニンジン	2本
オリーブ油	大さじ2杯
米ぬか	80g
大麦粉	128g
玄米粉	240-300g

まずセロリ、ガーリック、サツマイモ、ニンジンを2.5cm大に切り、鍋に水を2.5cmほど入れた中に入れます。沸騰させて火からおろして蓋をし、そのまま置いて湯気で蒸すようにします。野菜がやわらかくなってまだ温かいうちに、ゆでた水と一緒にミキサーにピューレ状になるまでかけます（2回に分けてするとよい）。

大きなボウルに、この野菜ピューレを400g入れます。オリーブ油を大さじ2杯入れてよくかきまぜます。米ぬかを加えてよくまぜます。大麦粉をこれに入れてまぜ、ここ

に玄米粉を200gずつ入れて生地をまるめられるようになるまでまぜます。

前もってオーブンを熱し、約180℃にしておく。生地を6mm程度の厚さに丸め、好きな形に切ります。クッキーシートにオリーブ油を塗って、その上にクッキーを置く。約180℃で30分焼き、熱を38℃まで下げて、クッキーがカリカリになるまでオーブンの中に入れておきます。

サツマイモはこのレシピに必要な材料ですが、それ以外の野菜は好きなものに変えてもかまいません。犬がエンバクぬかにアレルギーがなければ、米ぬかの代わりにそれを使いましょう。ピューレにはバリエーションとしてリンゴ、パースニップ、ヤム芋もしくはパセリなどを加えてもかまいません。

キャシーおばさんのバナナ・クッキー

サツマイモかヤム芋（焼いて皮を剥いてつぶしたもの）	1個
熟れたバナナ（皮を剥いてつぶしたもの）	1本
全粒小麦粉	92g
オートミール、オーツフレークかミューズリー	60g
ココナッツ油	80cc
鶏がらスープか鶏肉のスープ	120cc
クリーミーなピーナッツバター	大さじ1杯

前もってオーブンを約180℃に温めておきます。材料を全部まぜて、しっかりまざるまで練り続けます。生地を1.5cmくらいの厚さに丸めます。クッキーカッターで生地を切って油をしっかり引いたクッキーシートにのせます。18-20分焼きます。

B&Bのビスケット[*2]

リンゴ	100g
ニンジン	100g
玄米粉	150g

大麦粉	160g
雑穀粉	150g

リンゴとニンジンを角切りにし、やわらかくなるまで蒸して、ミキサーでピューレ状にします。大きなボウルに玄米粉、大麦粉、雑穀粉を入れてピューレを加える。生地を0.5cmくらいの厚さにまるめて、好きなクッキー型で切ります。約180℃で12-15分か、ゴールデンブラウンになるまで焼きます。

鶏脂のパンケーキ

パンケーキ・ミックス（できるだけ有機素材を使う）	256g
牛乳（粉ミルクと水をまぜて作ったものでもよい）	120cc
鶏脂（もしくはあなたのオーブン料理で出来た動物性の脂であればなんでもよい）	大さじ5杯
サラダ油	大さじ1杯
卵	2個
ガーリック・パウダー	小さじ1/4杯
スピルリナかブルー・グリーン・アルジー	小さじ1/2杯
ココナッツ・ミルク（缶か新鮮なもの）もしくはビールの残り物	120cc

鶏脂をフライパンで溶けるまで中火で熱し、そのあいだにパンケーキ・ミックスをミルク、ココナッツ・ミルク、卵、ガーリック・パウダー、スピルリナかブルー・グリーン・アルジーと混ぜ合わせます。そこに溶けた鶏脂をまぜ合わせます。

サラダ油をさきほど使ってまだ油の残っているフライパンに入れ、中火にかけます。小さな水溜りのようなくぼみをパンケーキの真ん中に作って、いつも自分がパンケーキを作るように焼きます。これは冷蔵庫でも保存が可能です。アルミホイルで包んで、冷たい場所で保管しましょう。猫にこれを与えたければ、ツナ缶のジュースとバターを鶏脂の代わりに使うとよいでしょう。

ホリデー・タートルズ

牛の挽肉	200g
細く切った生の野菜（ニンジン、ブロッコリー、カリフラワーもしくはレタス）	50g
固めのゆで卵（殻を取って刻んだもの）	1個
ガーリック・パウダー（オプション）	小さじ1/4杯
パルメザンチーズ・パウダー	大さじ1杯
パンケーキ・ミックス（水と粉をまぜた状態）	60g
オリーブ油	大さじ2杯

　前もってオーブンを約180℃に温めておきます。挽肉、ガーリック・パウダー、ゆで卵を一緒にまぜます。パルメザンチーズとパンケーキ・ミックスをまぜ、そこに野菜を入れます。全部を一緒にまぜて、大きな塊にします（もし塊がゆるいようであれば、パン粉かオートミールを少しまぜます）。きれいな布巾でこの塊を覆うようにし、しばらく置きます。塊から小さい厚めのクッキーを作り、オリーブ油を塗ったクッキーシートの上に置きます。オーブンで20-25分焼きます。

「相棒」のためのミートボール

挽肉（鶏、七面鳥か牛）	200g
卵	1個
耳を取った食パン	1枚
ガーリック・パウダー	小さじ1/2杯
水（パンをしめらすのに十分なだけ）	大さじ1杯程度
殻付きのヒマワリの種	大さじ1杯
千切りにしたイタリアン・パセリ	大さじ3杯

　深いボウルに材料を全部入れて、材料をつぶしながら小さい「ミートボール」を作ります。さっと油を塗ったクッキーシートにミートボールをのせます。約245℃で10-15分グリル焼きします。

🦴 ハワイの女神ペレのビーフ火山／男と野獣のためのホリデーのおやつ

地元産の放牧牛の挽肉、なければ通常の牛挽肉	200g
もやし（アルファルファ、ブロッコリー、緑豆）	35g
卵	1個
ケチャップ	大さじ4杯
ハワイアン・ソルトまたは粗塩	小さじ1/4杯
ガーリック・パウダー	小さじ1/4杯
バター	大さじ1杯

　塩、ガーリック・パウダー、もやしと挽肉をまぜ合わせます。これを火山に見立てるため「円錐型」の形を作り、その上の部分に親指大で2.5cmほどの厚みをもった穴をあけます。これを横においておきます。生卵を溶いて、大さじ3杯のケチャップをボウルに入れて、これも横に置いておきます。フライパンに中火でバターを溶かし、円錐型にしたハンバーグを置き、5分焼きます。

　卵を溶いたものを、円錐形のハンバーグの上にかけて、火山が噴火したごとく、横から流れ落ちるようにします。高さのある蓋をかぶせます（火山状のハンバーグをこわさないように）。弱火でさらに5分焼きます。火を止めて、そのまま15分置きます。蓋をとり、火山の「噴火口」にあたる部分にケチャップを大さじ1杯のせて飾ります。

🦴 生意気な海老と鶏肉のジェラート

ゆでたエビ（背綿と殻を取って、刻む）	100g
チキン・スープ（熱いもの）	240cc
生の細く刻んだニンジン	50g
鶏の肉を細かくしたもの	120g
粉ゼラチン	小さじ2杯

　ゼラチンを熱いチキン・スープに入れてまぜ、小さい平らなガラスの焼き皿に入れま

す。10分そのままにしておきます。ニンジン、鶏の肉、海老を全体に均一にまぶすように入れます。プラスチックのラップで覆って一晩冷蔵庫に入れておきます。夏の楽しいパーティー用のおやつ！

参考文献と注釈

[*1] このレシピーはCarol McPhersonさんのレシピです。

[*2] このレシピは、ハワイのシリウス・パピー・トレイニングのWendy Mahさんのものです。

第16章

糖尿病の食事

なぜ犬が糖尿病になるのか？

　人が糖尿病になるのと同じ理由です。炭水化物の摂取が多く、取りすぎたカロリーを燃やすだけの十分な運動をしていないからです。

　本書に前述してあるように、我々の文化においては餌をやりすぎているうえに、栄養に偏りがあって不足しているからです。人間は白い米、白いパン、菓子パンやシナモン・バンズ、そして糖分の高い飲み物や、健康を害するほどの多量のアルコールを摂取したりします。

多くの一般的に市販されているドライ・ペットフードは、ペットが体内で処理できる以上の炭水化物を含んでいます。
　ドライ・ドッグフードに含まれる澱粉は、漂白された小麦粉、米、トウモロコシ粉と「単純に」同じ分類のものであり、全穀物粉と「混ぜ合わせた」ものではありません。したがってインシュリンを分泌するすい臓が、過度に働くことになってしまいます。その結果として、すい臓に異常をきたしてしまうのです。

　また、消化を助ける内臓に存在している通常のバクテリアも、過多な炭水化物に対処

しきれなくなり、肝臓にそれらの脂肪が貯蔵されたり、皮下細胞に脂肪たっぷりの腫瘍となったり、炎症性腸疾患（IBD）を引き起こすような炎症を腸内に発生させたりするのです。また、血の混じった下痢を生じさせる原因となるバクテリアを発生させたりもします。

炭水化物を摂取する過程で、それらの糖分（炭水化物）をどのように身体が利用できるものに分解するかを見極めるために、肝臓にも負担がかかります。それよりも、脂肪にと変えてしまうのです。脂肪過多の肝臓は細胞の形成に傷をつけてしまうことにもなります。

最近では「低炭水化物」「グレインフリー（穀物不使用）」と書かれた乾燥フードも売られていますが、この本でも述べたように、パッケージにされたドッグフードは、最適な健康は与えてくれません。

糖尿病を治療する場合、伝統東洋医学で糖尿病を治療するために使われてきたように、私は主に食事を低炭水化物（低血糖指数）と高繊維質に変え、乳製品とそのほかの質のよいタンパク質と野菜を増やします。

結果を出すためには、運動も大事な要素で、過度の体脂肪を減らすことができます。食事のあとに犬を1時間程度運動させることで、血液中の過度なブドウ糖を消滅させることができます。

漢方薬、老化防止剤、ミネラルはすい臓の機能を高め、ブドウ糖と脂肪の新陳代謝で肝臓をサポートします。

食事の基本は、質の高いタンパク質とバランスの取れたオメガ3＆6脂肪が、消化管、腎臓、肝臓、すい臓に負担をかげずに消化と吸収を助けます。

> **糖尿病の犬の治療は、一貫性を持って行うことがポイントです。**

毎日同じ時間に3-4回、運動のあと1時間の休憩を挟んで小さめの食事を与えましょう。どの程度の運動をするかは犬によって違いますが、ペットがあまり動き回らない場合は体内のブドウ糖を十分に利用できないので、インシュリンをもっと必要とする場合もあります。詳細は獣医師にお問い合わせください。

もし犬がお腹をすかした場合、おすすめのおやつは牛バラ肉のような、肉がたっぷりついている牛のあばら骨です。この骨は生でもお湯で10分から15分ゆでたものでもかまいません。

　20を超える栄養関係の本で糖尿病の研究をしたところ（主に人間の健康について）、下記の食物がブドウ糖の活用度を高め、インシュリンの抵抗を減少させます。

プロテイン
- 鶏肉、全卵
- 牛乳（有機生乳）で作ったヨーグルト、カッテージチーズ
- 豚
- ウサギ
- 仔牛
- 牛
- 牛か豚のすい臓（仔牛のすい臓）
- 牛の胃袋
- 仔牛のレバー
- アヒ（キハダマグロ）、いわし、サバ

（オメガ3を多く含む魚）
- シジミ

でん粉と全穀粒
- 玄米、和ソバ、ワイルド・ライス、キヌア（遺伝子組み換えでないもの）

野菜
- カボチャ（ズッキーニ、どんぐり、黄色いカボチャ）
- キュウリ
- トマト
- セロリ
- ラディッシュ（ダイコン）
- ビーツの若葉、ビーツ
- 青ネギ
- 冬瓜かニガウリ（ツルレイシなど肉と一緒に料理できるもの）

- サヤエンドウ
- ひよこ豆（ガルバンゾ豆）
- サラダ菜（オリーブ油や酢を除く、ドレッシングなしで）
- もやし（緑豆、アルファルファ、大豆、ブロッコリーの）

果物
- キウィ
- ココナッツの果肉とジュース
- ローズアップル（レンブ）
- 熟していないパパイヤ（酵素源）は肉とともに料理するとよい

　一般的に、自分のレシピを作る場合は前述の１：１：１のルールにのっとって作りましょう。澱粉としては玄米か和ソバを、そしていずれかの野菜２種と肉を使うことをおすすめします。

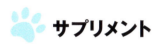 サプリメント

脂肪
- オメガ３フィッシュ・オイル

ビタミン&ミネラル
- ビタミンB（栄養イースト）
- クロム（醸造酵母、ビーフステーキ、仔牛のレバー）
- バナジウム（和ソバ、パセリ、卵）
- コエンザイムQ10
- αリポ酸

薬草
- 漢方薬は消化機能を改善するために利用されます。朝鮮ニンジン（オタネニンジン）、レンゲ草（タイツリオウギ）
- コロハ、ギムネマ、バナバ（オオバナサルスベリ）は、ブドウ糖の活用を改善します。どの程度の量を使用すればよいかは、ホリスティック獣医師にお問い合わせください。

食べ物の血糖指数を下げる助けをする、そのほかのサプリメントは下記の通りです。これらは玄米か全穀物と合わせてペットに与えてください。

摂取量

- りんご酢、米酢、あるいは赤ワイン・ビネガーを体重5kgに対し、食事ごとに小さじ1/2杯。
- エンバクぬか、もしくは米ぬかを体重5kgに対し、各食事ごとに小さじ2杯（もしペットが肥満であったり、体重を減らしたいと思う場合はこの量の2倍を使ってもかまいません）。

レシピ

小さめの犬には、最初は大量のシチューを作ってしまうより、あなたの犬がどのくらい食べるか、何を食べないかなどを見極めるまでは、毎食作ってあげたほうがよいでしょう。

🦴 カッテージチーズ・スクランブル

卵（かき混ぜたもの）	3個分
カッテージチーズ	大さじ4杯
炊いた玄米	35g
オリーブ油	大さじ1杯

フライパンに油を入れ、中火で熱します。カッテージチーズ、かきまぜた卵と玄米をまぜ入れて5分から10分煮ます。

〈摂取量の目安〉
上記で1-2食分です。

🦴 豚肉とサツマイモの炒めもの

さいの目切りにした豚	120g
ガーリック	1/2かけら

ブロッコリーもしくはビーツ若葉、ケール（切ったもの）	125g
サツマイモ（焼いて角切りにしたもの）	100g
鶏のレバー	90g
オリーブ油	大さじ2杯
水	120cc

オリーブ油を鍋が中華鍋で中火よりやや強火で熱します。豚とガーリックを入れて10分ほど炒めます。中火にして水を入れて蓋をして5分ほど煮ます。鶏のレバー（よく刻んだもの）をまぜ入れます。ブロッコリーとサツマイモを入れます。再び蓋をして弱火で、15分かき混ぜながら煮ます。

〈摂取量の目安〉
上記で3-4食分です。

手早く簡単にできるココ・チーヂー

カッテージチーズ	48g
炊いた玄米	35g
缶入りココナッツ・ミルク	大さじ4杯

カッテージチーズと玄米を混ぜます。ココナッツ・ミルクを温め（沸騰させないこと）、そこにカッテージチーズと玄米を入れて、よくかき混ぜます。

〈摂取量の目安〉
上記1-2食分です。

パパイヤと豚肉とヨーグルト

少し熟れた、あるいはまだ熟れていないパパイヤ（角切り）	1/2個
豚肉（さいの目切り）	120g
ヨーグルト（甘味をつけていない、脱脂でないもの）	大さじ4杯
炊いた玄米	70g
オリーブ油	大さじ2杯

水	60cc

中火で鍋か中華鍋を熱します。豚を入れて10分炒めます。水とパパイヤを入れて蓋をして、弱火で煮ます。5分たったら玄米とヨーグルトを加えます。火を弱くして蓋をして10分煮ます。

🦴 ニンジンとブロッコリーのオムレツ

かき混ぜた卵	3個
すりおろしたニンジン	1本
小さいブロコリーの花の部分(生)	1本
ガーリックのかけ	1/2かけら
ひき肉　(牛、鶏もしくは七面鳥)	大さじ4杯
オリーブ油	大さじ4杯

中火の強でフライパンを熱し、油を入れます。ひき肉、ガーリックを入れて5分炒めます。ブロッコリーとニンジンを入れてさらに5分炒めます。卵を入れ、火を弱火にして蓋をして3分煮ます。室温程度に冷ましてからで食べさせます。

〈摂取量の目安〉
上記1-2食分です。

🦴 鮭と野菜の炒め物

鮭のステーキ	1切れ
バター	大さじ1杯
オリーブ油	大さじ1杯
ジャガイモもしくはサツマイモ(焼いたもの)	50g
チンゲンサイ(刻んだもの)	50g
ガーリックのかけら	1/2かけら
ズッキーニ(切ったもの)、またはナス	80g
水	60cc

中華鍋かフライパンに油とバターを入れ、中火で熱します。ガーリック、チンゲンサイ、ズッキーニ(ナス)と水を入れ、蓋をして10分煮ます。魚を入れてよくまぜ、5分煮ます。サツマイモを加えて蓋をしてさらに5分煮ます。

〈摂取量の目安〉
上記1-2食分です。

もっと手軽な食事

卵とバーガー・ミックス

卵(半熟)	1個
のり	小さじ1杯
牛挽肉(焼いたもの、もしくは生)	大さじ2杯
炊いた玄米	大さじ2杯

ゆで卵の皮をむき、玄米と混ぜる。のりと挽肉を混ぜ合わせたものを、卵と玄米を混ぜたものの中に入れます。

〈摂取量の目安〉
通常7-10kgの犬に対して、約50gを1日3-4回与えます。これは犬が肥満であるかそうでないかで、30%程度の量を増減して与えることもできます。

ハンバーグの炒め物

カッテージチーズ	48g
ゆでた野菜(千切りにした、好みの残りもの野菜)	40g
焼いたハンバーグ	50g
炊いた玄米	70g
オリーブ油	大さじ2杯

中火の強で、フライパンを温めて油を入れハンバーグに3分間熱を加えます。野菜と米をそこに加えてよくかき混ぜます。さらに3分炒めて、火からおろします。カッテージチーズをまぜて室温程度に冷まして食べさせます。

〈摂取量の目安〉

上記で1-2食分です。

🦴 全粒粉のシリアルとヨーグルト*

雑穀ブレンドのマルチシリアル	35g
ヨーグルト	大さじ4杯
栄養イースト粉(付録C、p256参照)	大さじ1杯

*この料理を犬に与える前に、犬が使用する穀物にアレルギーがないかを確認してください。

すべての材料を混ぜ合わせて出します。

〈摂取量の目安〉

通常7-10kgの犬に対して、50gを1日3-4回与えます。これは犬が肥満であるかそうでないかで、30%程度の量を増減して与えることもできます。

🦴 ニガウリ、豚肉と野菜のシチュー

ニガウリ(角切り)	45g
ビーツ(角切り)またはダイコン	200g
ブロッコリー(角切り)	250g
サツマイモ もしくは ヤム芋(角切り)	200g
濃い緑の葉野菜(ビーツの葉、ホウレン草、ケール(レタス)、チンゲンサイ)	450g
セロリ(さいの目切り)	100g
ガーリックのかけら(刻んだもの)	4つ
玄米	260g
豚肉(さいの目切り、豚のもも肉か肩ロース肉)	720g
鶏のレバー	180g
トマト・ペースト	大さじ2杯

大鍋に水を半分ほど入れ、強火にかけ、豚肉、ガーリック、玄米、サツマイモ、ビーツ（ダイコン）、ニガウリを入れます。沸騰させてから火を弱めて蓋をします。1時間煮込みます。

　必要であれば、さらにここで水を加えます。ブロッコリー、セロリ、トマト・ペースト、鶏のレバーを加えて、蓋をして30分さらに煮込みます。ふたたび濃い野菜を加え、よくかき混ぜてから鍋を火からおろします。室温程度に冷めるまで1時間置いてから食べさせます。

〈摂取量の目安〉
通常7-10kgの犬に対して、約50gを1日3-4回与えます。これは犬が肥満であるかそうでないかで、30％程度の量を増減して与えることもできます。

マッシュルームとニガウリの豚肉のチャーハン

刻んだニガウリ（お湯に10分ほどつけ、よくすすぐ。苦味を減らすために切り開いて種を取り出す）	23g
マッシュルーム（刻んだもの）	100g
ニンジン（切ったもの）	50g
豚肉（切ったもの）	240g
鶏のレバー（切ったもの）	90g
水かブイヨン	120cc
炊いた玄米	210g
海塩	小さじ1/2杯
ココナッツ油	大さじ2杯
熟れたパパイヤ（皮をむいたもの）	105g

　中火の強で油を熱し、豚と鶏のレバーを加え5分ほど炒めます。塩、マッシュルーム、ニンジンとニガウリを混ぜ合わせてさらに5分炒めます。水かブイヨンを加えて沸騰させてから、蓋をしてさらに10分煮ます。火を中火に戻し、玄米を加えてさらに5分煮ます。火から下ろして10分ほど置きます。盛り付けたあとに、よく熟れたパパイヤ105gで飾りつけをします。

ニガウリは糖尿病予防と治療に効果があります。また抗がん作用や減量およびコレステロールを減少させる効果もあります。

ニンジンはニガウリの苦さに甘味を加え、老化防止作用もあります。

マッシュルームも抗がん作用があり、8種のアミノ酸、共益リノール酸、多糖類や繊維質を含みます。

熟れたパパイヤは、ニガウリの苦さに甘さと酸っぱさでバランスを与え、消化を助ける酵素を含んでいます。また抗がん剤となる抗酸化剤も含みます。パパイヤはすい臓と肝臓の働きも助けます。

ブルーベリーとトマト・ミートボール

ひき肉(牛、小羊、七面鳥か豚)	450g
卵(生)	1個
トマト・ペースト	大さじ1杯
すりおろしたパルメザンチーズ	大さじ4杯
醸造酵母	大さじ1杯
全粒米か、雑穀か、発芽小麦を使ったパン (水かブイヨンに10分浸したもの)	2枚
乾燥ブルーベリー (もしくは冷凍のものなら60g、しっかりと水気を切ってから使う)	40g
オリーブ油かココナッツ油	大さじ4杯

手をよく洗ってから、すべてを素手でしっかりとまぜます。混ぜたものを小さい球状に丸めます(ゴルフボール大)。中華鍋かフライパンに、オリーブ油かココナッツ油を大さじ4杯入れます。ミートボールを3から5分両面がよく焼けるように中火で料理します。

これらは冷凍して非常時の食事、スナック、訓練のご褒美や、あなたの犬の総合ビタミン剤として、あげることもできます。

〈摂取量の目安〉

通常7-10kgの犬に対して、約50gを1日3-4回与えます。これは犬が肥満であるかそうでないかで、30%程度の量を増減して与えることもできます。

なぜ、ブルーベリーとトマトのミートボールがそれほど素晴らしいか？

　いろいろ理由はあります！　この料理はとても栄養があり、必須アミノ酸、ビタミンB_{12}、タウリン、カルニチン、必須脂肪酸、抗酸化物質を含みます。

- 抗がんにも効果がある免疫機能を保護し助ける作用
- 視力を向上させる
- 健康状態が低下するのを助ける
- 皮膚と血液を健康に保つ
- 放射能から皮膚を保護する

　インシュリンを打っている多くの犬は徐々に視力を失いますが、ブルーベリーのようなベリー（ルテインを含む）を与えることで、その速度を遅くすることができます。

視覚消失を避けるそのほかのサプリメント

- ブルーベリー抽出液を1日1回50-150㎖
- ルテインを1日5-12mg
- ベータカロチンを1日1,000-5,000IU
- 亜鉛製剤を1日5-15mg
- ビタミンCを1日2回250-2,000mg
- グレープシード抽出液かピクノジェノールを1日2回25-100mg
- ビタミンD_3を1日500-3,000UI

この章のポイント

- あなたの犬のためのサプリメントやハーブの摂取量は、お近くのホリスティック獣医にお尋ねください。
- あなたの犬の血糖値を食事前と食事後、インシュリンを与える前に必ずチェックしましょう。詳細はかかりつけの獣医にお尋ねください。
- 食事は暖かいものか室温で与えましょう。
- 食事は少量にして3-4回に分けて与えます。スナックはどの食事と一緒に与えてもかまいません。毎日同じ時刻に食事を与えましょう。
- 大量に食事を作った場合は、いくらかは冷凍にし、そのほかは冷蔵庫で保存して3日以内に食べ終えるようにします。

第17章

心臓病の食事

　アメリカにおける死亡原因の第1位は「心臓病」で、医師やメディア、一般大衆が最も興味を示している項目でもあります。人間の死亡原因の40％は、高血圧、糖尿病、喫煙、肥満、座りがちなライフスタイルなどの心循環系の病気となっています。研究費用の多くは、心臓病治療や薬によってコレステロールを減少させることなどに投じられています。

　これに比べ、「心臓病」の予防や健康維持のために投じられた研究費用は、とくに動物に関しては、かなり少額です。

　場所や季節によって、有効成分の濃度が異なる植物源を育成したり有効成分を抽出するよりも、特許を受けた薬を販売するほうが、製薬会社はより儲かるので、心臓病の治療に医薬を使用することを強調する結果になってしまうのです。

　しかしその流れは今、変わりつつあります。世間の人々の意識の変化に煽られて、副作用があったり、値段が高くなったりする薬による治療が減少し、薬を使わない代替え治療が増えはじめたのです。

　過去10年の研究において、「心（臓）保護薬」として知られる栄養補助食品と植物性

の成分が、心筋症やそのほかのほとんどの心循環系疾患に効果があるということが実証されてきています。これらの化合物の成分は、ビタミン、抗酸化剤、アミノ酸、ミネラル、必須脂肪酸と植物性の成分なのです。

　また、心臓機能をサポートし、ストレスを軽減する食事を摂取することが、たとえ心臓疾患があっても、長生きに導く基本的な構成要素を作ることができるのです。

植物性の心保護薬と強心薬を使用する利点は
1. 心臓の機能を改善させる（心臓の筋肉を収縮させる）
2. 心筋症に対する酸化ストレスを減少させる。
3. 副作用を最少のものにする、もしくは無くす安全性
4. 寿命の伸び
5. 一般的な薬品治療ともに合わせて利用できる

　多くの場合、健康状態により使いはじめてから数週間か数カ月でその使用容量を減らすことも可能です。詳細は、薬用植物に詳しい獣医師にお問い合わせください。

　獣医師は、薬物相互作用を利用することで、医薬品のみで心臓病の症状を治療するよりも、もっと幅広く病気の動物を手当することができるのです。妥当な量のサプリメントとしての食事を与えることで、心臓に栄養（栄養機能介入）を与えることができ、これによって長期間にわたり、ペットに長寿を授ける有益な生理学上の効果をもたらします。

（表）心臓に有益な栄養補助食品、ビタミンとミネラル

サプリメント	食物源
ビタミン B_1	醸造酵母、アスパラガス、玄米、アボカド、マッシュルーム、魚、家禽肉、卵、小麦胚芽、濃い緑の葉野菜
ビタミン B_{12}	子羊か牛のレバー、イワシ、鮭、鹿肉、牛肉
ビタミン B_6	トルラ酵母か醸造酵母、マグロ、レバー、鶏肉、アボカド、バナナ
葉酸	レバー、ホウレン草、アブラナ科の葉野菜、ひよこ豆、黒豆、ブロッコリー、アスパラガス、レンズ豆
ビタミンA	レバー、ニンジン、ケール、サツマイモ、白カブの葉、アブラナ科の葉野菜、パセリ、スイス・チャード、冬瓜
ビタミンE（dl-α-トコフェロール）	小麦胚芽油、ヒマワリ油、ホウレン草、ブロッコリー
カルニチン（アミノ酸）（プロピオニル L-カルニチン）	レバー、牛肉、豚肉、牛の心臓
タウリン（アミノ酸）	牛の心臓やレバーと腎臓、卵、魚、肉、乳製品
コエンザイムQ10（ユビキノール）	牛か豚の心臓、鹿肉、牛肉、ニシン
マグネシウム	ケルプ（昆布）、小麦胚芽とぬか、廃糖蜜、糖液、ホウレン草、黒豆、オヒョウ、アボカド、ハトムギ、和ソバ、アーティーチョーク
セレニウム	マグロ、タラ、鮭、牛の心臓、ニシン、小麦胚芽、りんご酢、バター、ホタテ、大麦、スイス・チャード、エンバク
ビタミンK	ケール、スイス・チャード、からし菜、アブラナ科の葉野菜、ブロッコリー、ホウレン草、ロメイン・レタス
オメガ3・エッセンシャル・オイル（EPA）	寒海魚、イワシ、鮭、亜麻仁
プロアントシアニン	フレンチマリタイムバーク（フランス海岸松の皮）、グレープシード抽出液、ビルベリー、クランベリー、クロスグリ
リスベラトロール	ブルーベリー、クワの実、イタドリの根、ザクロ

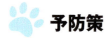 ## 予防策

　健康な心臓は、心臓の機能と酸化性ストレスをサポートする健康的な食事、運動、ミネラル、ビタミンと植物成分で維持することができます。

　心臓病の遺伝的素質を持つ動物も、上記の方法で長生きできるのです。

　ドーベルマン、ポーチュギース・ウォーター・ドッグ、グレートデン、アイリッシュ・ウルフハウンド、アメリカン・コッカ・スパニエルなど、心臓病にかかりやすい犬の種類もあります。疾病の疑いがある場合は、心電図（ECG）や超音波検査、ストレス・テスト、健康診断を年に数回受けておけば、健康維持を保てるでしょう。

　長期において心臓の健康を保つために、ペットの心循環系をよいコンディションに保つには、それぞれに合った運動を考えてあげることが秘訣となります。犬は必ず規則的に運動をする必要があります。ランニング、スイミング、ハイキングや丘をウォーキングするようなアクティブな運動は、心臓の筋肉を強くし、スタミナをサポートします。

　多くの人間は、残念ながら座った生活を中心にしており、ペットに定期的に運動をさせる時間がなかったり、あるいはそれを習慣付けてやっていないことが多いようです。獣医師は、ペットの持ち主にもペットにも、定期的にそして頻繁に一緒に歩くことをすすめ（1週間に少なくとも3回、30分から40分エアロビクスをする）、ペットと飼い主間のコミュニケーションをもっと持てるようにすることで、心循環系の健康を保つために、さらなる恩恵を加えることができるのです。

　それぞれのペットに合った食事を作ってあげるということは、心臓病予防という観点で、きわめて重大なことなのです。

　アメリカ医師会（AMA）における心臓病の問題のうちの80％が度を過ぎない運動と、健康的なよい食事で予防できると認めています。

 ## 心臓病によい食事とは？

　人間にとって地中海沿岸の心疾患が少ない地域の食生活である「地中海ダイエット」

は、最上の方法のように思えます。オメガ3を豊富に含み（エイコサペンタエン酸、ドコサヘキサエン酸）、オリーブ油のようなモノオイル、野菜、果物、魚とナッツを含む食事です。豆類、全粒粉、果物、野菜、魚と大豆プロテインをもっと消費することで、心循環系疾患を引き起こす危険な要因をかなり減らすことが可能となります。

犬にとって最もよい心臓の健康のための食事とは？

うっ血性心臓病、心筋症、心臓の健康維持のような様々な状態が最近の研究で発見されており、深い海にいる魚（鮭、マグロ、イワシ、サバ）から取れるオメガ3（EPA＆DHA）を多く含む食事を摂取することで心臓の健康維持は可能となります。

犬にとって心臓にやさしい食事とはビタミンB_{12}、B_6、葉酸、ビタミンE＆Cを多く含むものです。カリウム、マグネシウムなどのミネラルは、海藻類に多く含まれています。

心筋症を予防するのに大事な要素であるアミノ酸タウリン、L-カルニチンは、内臓肉（心臓）、栄養イースト（巻末付録C p256参照）などに多く含まれています。

抗酸化剤、ビタミンC、バイオフラボノイドは、心筋に起こりうる酸化ストレスを最小限に保つことができ、これらは深い緑の葉野菜、ニンジン、ビーツ、パパイヤ、ブロッコリー、ヤム芋に含まれています。

そのほかの心循環系疾患にやさしい野菜はアボカドです。アボカドはコレステロールを含まず、人間の推奨栄養所要量100gに対して、モノ不飽和脂肪酸を71％も含み、食物繊維も豊富で7％のβカロチン、17％のビタミンC、29％のビタミンEを含みます。

また、ナトリウムの含有量は少なく、推奨栄養所要量100gに対し24％のカリウムを含みます。

市販のドッグフードは、心臓保護成分や活性酸素を形成する要因となるものを含んでいませんが、心臓の健康には栄養補助は必要で、少なくとも必須栄養素をペットのために取り入れる必要があります。

犬の品種や健康状態にもよりますが、必要な栄養素はタウリン、L-カルチニン、コエンザイムQ10、ビタミンA、E、ビタミンB群＆C、セレニウム、マグネシウム、カリウム、

オメガ3EPA、グレープシード抽出液などです。しかし、あなたがペットのために手作りで心臓によい食事を作ってあげることがベストだと思います。

心臓をサポートする食事

これらのレシピの背後には、たくさんのアミノ酸（タウリン、L-カルニチン）、新鮮な野菜、オメガ3、生物価の高いプロテイン、低塩分の食事を与えてあげるということにあります。

避けるものは、市販のドライフード、ミルク・ボーン（犬のおやつ）、ドギー・クッキー、ミート・ジャーキー、と塩分の多い食品

ヒント
7-10kgの犬に対し、下記のレシピを約100gずつ1日2回、あるいはほかのレシピと組み合わせて与えます。

生の牛の心臓（牛ステーキ肉）と野菜とごはんの炒めもの

牛の心臓（生、小さく切ったもの）、または牛ステーキ肉	200g
牛か豚か七面鳥のひき肉	100g
玄米（炊いたもの）	140g
生卵	1個
ニンジンとブロッコリー（刻んだもの）	100g
焼いたサツマイモ（さいの目切り）	100g
ヒマワリ油	大さじ1杯

フライパンか中華鍋に油を入れて熱し、心臓肉とひき肉を中火で5分炒めます。野菜を入れてよくかき混ぜ、さらに5分炒めます。水少々と卵を入れてよくかきまぜて10分煮詰めます。米を入れて混ぜ、火からおろして蓋をして室温程度の温度に冷めてから与えます。

〈摂取量の目安〉
体重が7kg -10kgの犬に対し、下記のレシピを約100gずつ与えます。

牛の心臓肉（牛レバー）の炒め物

牛の心臓（刻んだもの、または牛のレバー）	200g
パセリ	30g
細く切ったニンジン	100g
アボカド	1/2個
スープストック	120cc
玄米（炊いたもの）	140g
ガーリックのかけら	1/2かけら
オリーブ油	大さじ2杯

　中華鍋かフライパンを中火の強で熱し、油、ガーリック、パセリを入れて2分炒めます。心臓肉（もしくはレバー）を加え、よくかきまぜながら5分炒めます。ニンジンと玄米を加え、火を中火にしてさらに10分炒めます。火からおろして、切ったアボカドを入れてよく混ぜます。室温程度にまで冷まします。犬に与えた残りは冷凍庫で保存します。

〈摂取量の目安〉
体重が7kg -10kgの犬に対し、下記のレシピを約100gずつ与えます。

心臓修復の食事

　心臓病がある犬は、必要であれば定期的に（3-4ヶ月ごと）健康診断、心電図、ウルトラ・サウンド、血液検査、レントゲンなどでチェックする必要があります。健康的な食事は、抗酸化剤やオメガ3オイル、そして生物価が高くて塩分をあまり含まず、微量ミネラルが高いタンパク質を含む新鮮な材料で作る必要があります。

　濃い緑の葉野菜は、心臓を健康にサポートする抗酸化成分、バイオフラボノイド、ミネラルを多く含みます。

　内臓肉は、タウリン、カルチニン、そして身体を作り直し、傷んだ心臓細胞を修復するよいタンパク質を含みます。

　冷たい海水に棲む魚、イワシ、カタクチイワシ、海に棲む鮭は、心臓によい油や抗酸化

物質を含んでいます。

セレニウム、ビタミンE、L-カルニチン、カリウム、マグネシウム、オメガ3と下記を含むものは心臓に優しい食物です。

- 内臓肉-レバー、心臓、腎臓
- 有機卵
- アボカド、ホウレン草、海藻(塩抜きしたもの)、タンポポの葉、ビーツの葉、パセリ、ブロッコリー、アブラナの葉、スイス・チャード*
- エンバク、小麦胚芽
- 天然の鮭、イワシ、カツオ、タラ、サバ、オヒョウ
- ハマグリ
- 鶏、牛
- ヤム芋、カボチャ、ヒシの実
- アマニ油、オキアミ油、麻実油、魚油
- 納豆(発酵大豆)
- 大麦、雑穀、玄米

＊ 料理によって、入れる野菜をローテーションで変えていくとよいでしょう。そうすることであなたのペットが幅広いミネラルと抗酸化物質を摂取することができます。

心臓によいレシピ

「中国野菜」の牛の心臓(牛ステーキ肉)料理

チンゲンサイ、菜心(チョイサム)もしくは空心菜(小さく切ったもの)	400g
牛の心臓(細かく刻んだもの)または牛ステーキ肉	100g
七面鳥(鶏)の挽肉、	240g
トマト・ペースト	小さじ1杯
スープストック	120cc
炊いた玄米	210g
ガーリック	1/2かけら
オリーブ油	大さじ3杯

大きなフライパンか中華鍋で、オリーブ油を中火で熱し、そこにガーリック、トマト・ペースト、チンゲンサイ、菜心、もしくは空心菜と七面鳥(鶏)の挽肉を入れて炒めます。10分炒めたら、牛の心臓(牛ステーキ肉)を入れ、スープストックと玄米を加えます。よくまぜて中火の強でさらに5分炒めます。さらにまぜてから蓋をし、熱を弱めて10分煮詰めます。室温程度になるまで冷まします。

〈摂取量の目安〉
上記は小型犬なら4食分。

🦴 鶏の心臓(鶏レバー)と砂ずりの炒め物

鶏の心臓(レバー)と砂ずり(小さく切ったもの)、または鶏肉	200g
炊いた玄米	140g
缶詰のエンドウ豆(水を切って洗ったもの)	60g
角切りにしたベビー・キャロット	100g
ガーリック	1/2かけら
オリーブ油	大さじ2杯

　中華鍋かフライパンに、油とガーリックを入れ中火で2分ほど炒めます。鶏の心臓と砂ずりを入れてさらに10分炒めながらよくまぜます。ベビー・キャロットを加えさらに5分炒めます。玄米とエンドウ豆をよくまぜ合わせたものを加え、さらに5分炒めながら、よくまぜます。火からおろして、室温程度に冷めるまで待ちます。

〈摂取量の目安〉
1日約400gもしくは、小型犬にはもっと少量にわけて数回与えます。約160gを1日3回。大型犬にはあなたが通常与える食事に加えてこれを与えるとよいでしょう。

🦴 愛情たっぷりの中華鍋料理

炊いた玄米もしくは焼いて潰したサツマイモ	140g
切った野菜(ブロッコリー、ビーツ、ビーツ若葉、ケール、キャベツ、ロメイン・レタス、トマトから3種選んで)	150g
牛挽肉(もしくは鶏挽肉)	200g

切った牛レバーもしくは心臓	100g
オリーブ油	大さじ1杯
刻んだイタリアン・パセリ	30g
ガーリック	1/2かけら
生卵	1個
水	120cc

　フライパンか中華鍋に中火でオリーブ油を熱し、ガーリック、牛挽肉と牛レバーか心臓を加えて炒めます。野菜を入れて15分間炒めます。120ccの水を加えます。玄米もしくは芋、卵とパセリを入れよくまぜながら炒めます。火からおろして20分間そのまま置きます。室温程度に冷めてから与えます。

〈摂取量の目安〉
10-12kgの犬には1日約100gを3回与えます。

ピュア・ハート

牛の心臓(さいの目切り)、または牛ステーキ肉	600g
ケール、またはレタス(2.5cmの大きさに切る)	100g
スープストック	240cc
パセリ	15g
乾燥ブルーベリー	大さじ1杯
オリーブ油	大さじ4杯
サツマイモ(焼いてさいの目切りにしたもの)	200g
炊いた玄米	210g

　大きな中華鍋かフライパンにオリーブ油を入れ、中火で牛の心臓(牛ステーキ肉)を入れて炒めます。5分たったらケール(レタス)、パセリ、ブルーベリーを入れ10分炒めます。玄米を加え、サツマイモとスープストックを鍋に入れます。沸騰させてから火から鍋をおろし、よくかきまぜて蓋をして室温程度に冷めるまで置きます。

〈摂取量の目安〉
小型犬には6食、大型犬には2-3食分。

🦴 鮭とサツマイモの炒めもの

缶詰の鮭（できれば天然鮭*）を切ったもの	200g
焼いたサツマイモ（さいの目切り）	1個
パセリ	30g
切ったブロッコリーかホウレン草	100g
生卵（溶いたもの）	1個
ガーリック	1/2かけら
オリーブ油	大さじ2杯

　中火で深鍋か中華鍋を熱しオリーブ油を入れてパセリとガーリックを1分間炒めます。鮭を加えてさらに2分炒めます。サツマイモを入れてよくまぜ、卵と切ったブロッコリーかホウレン草を加えます。蓋をして弱火で10分煮ます。火からおろし、蓋をしたまま室温程度に冷めるまで置きます。

〈摂取量の目安〉
10-12kgの犬に対して約100gを1日3回与えます。

* 養殖鮭は害のある化学物質、PCB、ダイオキシン、抗生剤、農薬を含みます。

大型犬のための心臓修復のレシピ

　大型犬を飼っているのなら、材料を3倍にして使うとよいでしょう。もし調理するのがめんどうだという場合は、第18章(p250)で紹介するホリスティック・ブランドの中のひとつを下記の食事に加えることをおすすめします。

1日に2度の食事を与え、
下記をその間に別に与えるようにしましょう

- 牛の心臓かレバー ... 90g
- アボカド（有機栽培のもの） ... 95g
- 生卵 ... 1個
- 鮭 ... 100g
- 生のサラダ菜75gと卵1個をまぜたもの

- 生の牛挽肉(ドッグフードと一緒に与えないこと) 200g

ResourceのCardiovascular Support*5は、犬の心臓機能を正しく働かすのに必用なサプリメントです。

心臓の健康を保つサプリメントに含まれるのは
- コエンザイムQ10
- タウリン
- L-カルニチン
- ビタミンE
- セレニウム
- マグネシウム
- ホーソン(ハーブ)
- シベリアニンジン
- グレープシード抽出液もしくはピクノジェノール
- オメガ3フィッシュ・オイルもしくはオキアミ油

*5 www.genesispets.com
または米国NASC指定の心臓機能サポート用のサプリメントをおすすめします。
参照：http://www.naturvet-japan.com/

🦴 大型犬用レシピ、鶏肉の心臓病用ライス・シチュー

(ステップ1)
スープストックを作るには、下記の材料を大きな鍋に入れてください。

水	2880cc (約カップ14杯)
鶏のもも肉	960g
セロリ(刻む)	100g
パセリ(刻む)	60g
生姜パウダー	小さじ1杯
新鮮なバジル	10g
ガーリック	2かけら

材料を入れて沸騰させてから火を弱め、蓋をします。弱火で60-90分煮ます。冷ましてから脂肪分をすくい取ります（脂肪分は、ほかの料理のときにスープストックを作るときに使うので冷凍しておきましょう）。

(ステップ2)

下記をスープストックに加えます。

玄米3カップ	480g
ニンジンもしくはビーツ*	600g
緑の野菜（スイス・チャード、ビーツ若葉、ホウレン草など）	600g
サツマイモ	600g
レバーか心臓の肉	360g
オリーブ油	大さじ2杯
缶のココナッツ・ミルク	1/2缶
玄米を炊く米用の水	

ココナッツ・ミルク以外の材料を煮て沸騰させ、蓋をして火を弱めて米ができあがるまで、さらに1時間煮ます。煮終ったら、火からおろし、缶のココナッツ・ミルク1/2缶を加えてまぜます。骨を取り除き、肉をよくシチューにまぜこみます。冷蔵庫で保存します。

* 野菜は小さく切り刻むこと。そうでないと犬は野菜を食べません。

〈摂取量の目安〉
巻末付録―J、p264参照

この章のポイント

- 犬のための心臓に優しい食事とは、ビタミンB_{12}、B_6、葉酸、ビタミンE＆Cが豊富な食べ物です。
- 犬の心臓に優しいいろいろな栄養やミネラルをバラエティ豊かに摂取できるように、料理に使う野菜をローテーションさせるようにします。
- 魚はオメガ3を摂取できる素晴らしい素材ですが、養殖されたものでなく天然の魚から摂取するようにしましょう。
- あなたの犬が少なくとも週3回、30-40分程度の運動をするようにしてください。一緒に長い時間をかけて散歩すれば、あなたにとっても最適の健康法となります。

第18章

餌の与え方と最後に

餌の与え方のヒント

- 米、大麦やサツマイモ、ジャガイモ、ヤム芋などのでん粉質、残り物の肉や卵、チーズなどとまぜ合わせたパスタなど、常に前もって料理したものを置いておくとよいでしょう。
- この本で私が示した材料の値を使ってください（タンパク質：でん粉質：野菜）。前の晩の残り物から簡単で健康的な食事を作ることができます。
- どんな種類の肉であれ、「人間と動物」のために使うときは、調理したものは冷蔵庫に入れて3日以内に使用してしまいましょう。
- 新鮮なサラダ菜は、5日間は保存可能です。残り物のサラダであっても野菜を洗って（ドレッシングをかけないで）、色の変わっていないものであれば、かまいません。これらの葉のすべてが新鮮なときのようにビタミンを十分に含んでいないかもしれませんが、ミネラル、酵素、繊維分は取れるので犬の食事に追加できます。
- 米、大麦、芋やカボチャなどの調理したでん粉質は冷蔵庫で、適当な容器に入れて保存すれば1週間はもちます。
- 保存する場合は、食品に影響を与えにくいガラス製の保存容器を使いましょう。
- 健康的な残り物を使えば、栄養がたっぷりで、手早く食事を作れて、しかも食物を無駄にしません。

- 成型肉や加工肉、ホットドッグやスパム、ハムなどは使わないようにしてください。
- なんらかのドライフード（できれば「ホリスティック・ブランド」のもの）を与えなくてはいけないときは、少量の生のサラダ菜か緑豆もやしと卵の黄身を手のひら分ほどまぜることで、そのドライフードの質を向上させることができます。
- ドライフード100gにつき、切ったサラダ菜のミックスと生卵を溶いたものを100g与えましょう。
- 地元産の野菜や肉を買うことで、あなたの住む地域や環境をサポートすることになります。あなたの住む場所への輸送のために必要な水や燃料を減らすことにもなります。
- 有機栽培の野菜や穀物、放牧飼育の肉を買うことは「グリーン」な環境をサポートし、工場出荷時の農家における動物虐待も減少させ、農薬や化学薬品を地球に対して使う量も減り、ペットの健康も向上します。
- あなたの監視下でのみ、犬にごはんの後で15-20分間だけ骨を与えましょう。そのあと骨は洗って、容器に入れて冷蔵庫で保存します。
- 野菜とタンパク源は2-3週間ごとにローテーションさせてください。そうすることであなたの犬はいろいろな食べ物を食べ続けることができます。
- 直火で焼いたり、網で焼いたり、バーベキューしてもろくなった骨は危険なので、決して与えないでください。
- 犬に運動をさせるのは、食後1時間以上たってからにしましょう。

玄米か白米か？

玄米と白米の長所に関しては、健康食品趣向の人々の間で論争があります。

一般的には、玄米は体重をコントロールし、栄養を向上させる繊維を増加させる働きがあります。日本における最近の研究で、玄米は糖尿病[*1]を予防し、認知機能も向上させます。玄米には白米よりも繊維質が多く含まれています。

白米は過敏な胃と下痢の症状を持つ犬の体重を維持するのに効果があります。糖尿病や肥満の犬にはおすすめできません。長粒玄米と長粒白米の「炭水化物」の量は、通常の玄米や白米よりも少ないです。

米はいつも冷蔵庫で保存して置いておきましょう。炊いたあと5日は日持ちがしま

す。料理をするときは、サラダ油を少しとスープ用の骨を加えると、味がよくなります。

 ## 私のレシピで使われたタンパク質の測定

　35年間、ホームメイドの食事を研究してきた結果として、私は量を測る計器（カップ、大さじと小さじ）を重さ（グラムやポンド）を測る計器よりも使用してきました。

　平均的なペットの飼い主であれば、量を測る計器を使うほうが重さを測る計器を使うよりも使い勝手がよいはずです。人間のための料理をするときに、だれも秤で材料の重さを測らないでしょう、だから犬のためでも同じなのです。カップで測ることは（リットルやミリリットル）、秤で食べ物を測るよりも便利なのです。私はもっとも実用的で簡単な方法で測ることを選びます。

> **注意**
> 本書の日本語版においては、アメリカの計量カップ（240cc）と日本の計量カップ（200cc）の大きさが違うこともあり、グラム計算で表記しております。

 ## ドッグフードの健康的なブランドに関するメモ

　ドライフードは消化するのがとても難しく、すべての犬がこのドライフードに対応できるとは限らないことを忘れないでください。ドライフードは、あなたの手作りの食事がなくなったときの「バックアップ」としてのみ使いましょう。人間用の肉と材料、有機肉や有機野菜を使ったドライフードのみを使用しましょう。これらに使われている防腐剤は、ビタミンCやE、ローズマリー油などの自然物質で、エトキシキンや発がん物質（BHT）やその他の化学物質は含まれていません。

　ドライフードの会社に「肉はどんなものを使っているのか？」「中国や第三国からの輸入品を材料に使っていますか？」という質問をすることをおすすめします。もし会社が、使っている材料がどこから来たのかを説明できないとすれば、その会社の製品は避けましょう。

　いったんどのドッグフードにするかを選んだら、それに酵素、ミネラルと新鮮な野菜を加えることで、バランスの取れた食事ができます。ブランドの中には「オール・ナチュラ

ル」と書かれた市販のドッグフードがあり、それらをバックアップとして使うことをおすすめするとともに、次のブランド・リストも参考にしてください。

- アズミラ
- オネストキッチン
- ソリッド・ゴールド
- Taste of the Wild
- ウェルネス
- ワイソン

　市販の有機、ホリスティック・ブランドのドッグフードに関するさらなる情報は、いずれも英語版ですが、Whole Dog Journal（www.Whole-Dog-Journal.com）やDog's Naturally Magazine（www.dogsnaturallymagazine.com）などを参考にしてください。

最後に

　私の本を読んだみなさんが何かに気づき、あなたの愛する犬のために料理し、ホームメイドの食事を作ることに喜びを感じていただけたらと思います。すばらしいエネルギーとあなたの愛をその食事に入れることで、あなたの作ったものがとても特別なものになり、癒しの効果を発揮します。そしてあなたの犬も、どれほどそれに感謝しているかをすぐに知らせてくれるはずです。

　ここにあるレシピを自由に試してみて、自分自身のレシピを作りだしてみてください。たとえば、豚のレシピのひとつを使いたいとしますが、豚のかわりに子羊を使ってもよいわけです。もしくは、キャベツやブロッコリーが嫌いな犬であれば、ケールやアブラナ科の葉野菜を使ってもかまいません。創造性を豊かに使ってやってみてください。

　まずはあなたの犬のことをよく知ることです。あなたの犬に最適のレシピと量を使ってください。もしこれらのレシピを使って犬の体重が減るようであれば、カロリーの量と炭水化物を減らしたので、それは当然のことだと思います。その場合は単に30％ほど食事の量を増やしましょう。また獣医師により、定期的に寄生虫の検査も受けるようにしてください。

これらのレシピで体重が増えたとしたら、30%ほど食事の量を減らしてください。運動も増やす必要があるかもしれません。

> 健康な犬になるためのポイントは、
> 健康な食べ物を与えることです。
> もしあなたが与える食事が
> 新鮮で健康的で純粋で、
> かつ加工度が最低であれば、
> あなたの犬は、がんや糖尿病、
> 食物アレルギーによる衰弱、慢性の消化疾患、
> 腎臓疾患、皮膚疾患などの重度な問題を起こすことなく、
> 長生きできるはずです。

> ホームクッキングとは、
> 愛情を与えることだと覚えておきましょう。
> あなたが素手で料理を作っているときに、
> あなたがその中に入れる祝福と愛情が
> 愛のコミュニケーションとなるのです。
> 愛は究極のヒーラーです。
>
> 〜獣医師／動物鍼灸師　イホア・バスコ

参考文献と注釈

[1] 参考文献、"Journal of Lipid Research" October 2008, Voulme 49, page 2188-2196, doi: 10. 1194/ Jlr. M800257-JLR200 "Structural analysis of novel bioactive acylated steryl glucosides（ASG's）in pre-germinated brown rice bran"

付録

 付録—A

測定
小さじ1杯＝5㎖
大さじ1杯＝15㎖
1/4カップ＝60㎖
1/2カップ＝120㎖
1カップ＝240㎖
4カップ＝960㎖

 付録—B

シーブレンド・コンビネーション

　このブレンドは海の野菜や大麦若葉など特に皮膚疾患がある犬や成長過程、思春期の赤ちゃん犬、高齢犬などあまり野菜を食べない犬に用います。すべての材料をミキサーに入れ、もしくはコーヒー・ミルを使って細かく材料を粉砕しながらまぜ合わせます。ガラス瓶に入れて冷蔵庫で保存してください。

　　海苔（細切りにしたものか粉状にしたもの） 20g
　　クロレラ 80g

水で戻したワカメ	40g
ケルプ・パウダー	100g
水で戻したダルス(藻)、あるいはトサカノリかテングザ	50g
大麦若葉	70g

〈摂取量の目安〉
5kg -7kgの犬に対し、小さじ1/4杯を1日1回与えます。

ほとんどの材料はインターネットで検索をすれば買えるはずです。もし有機材料がよければhttp://www.organicseaweed.jp/oas/を参照ください。

付録—C

栄養イースト粉

イースト、レバー・パウダー、グリーン・パウダーのブレンドはとくに高齢犬、寄生虫などで栄養欠陥の犬や、虚弱もしくは栄養不良気味の赤ちゃん犬には効果的です。すべての材料をよくまぜて、ガラス瓶に入れて冷蔵庫で保存します。

醸造酵母か栄養イースト	340g
アルファルファの葉のパウダー	60g
レバー・パウダー	120g
ブルー・グリーン・アルジーもしくはスピルリナ	112g
ビーポーレン(蜂花粉)	180g
オイスター・シェル・パウダー、もしくは有機ボーン・ミール	200g

> **ヒント**
> 上記商品はオーガニック食品を扱うショップやインターネットでお求めになれます。

〈摂取量の目安〉
5-7kgの犬に対して1日小さじ1/2杯ずつ与えます。

付録―D

栄養オイル・ブレンド

　これは特に寒い地域に住んでいて、エネルギーと体の維持のためにもっと毛が必要な犬に、そして乾燥肌や毛皮が乾燥してたるんでいるような犬にはおすすめのブレンドです。濃い色のついたボトルに入れ、冷蔵庫で保存してください。

　　　ココナッツ油 120cc
　　　ゴマ油(コールドプレス製法) 120cc
　　　コーンもしくはキャノーラ油(有機) 120cc
　　　ビタミンE4000IU (400IUのビタミンEを10カプセル使う、カプセルに穴をあけてそこから油を取り出してミックスに入れる)

〈摂取量の目安〉
10kgの犬に対して小さじ1杯を1日2回与えます。

付録―E

スープの基本レシピ(肉もしくは魚)

　このスープは食事にもっと味と栄養をつけたいときや、病気の犬に潤いを与えたいときにスープそのものを飲ませたりして使います。

　　　水 1.8ℓ
　　　肉付きの骨(もしくは魚の骨) 320g
　　　かつおぶし 大さじ4杯
　　　ガーリック 1かけら
　　　セロリ 100g
　　　乾燥シイタケ(腎臓機能と解毒作用) 13g
　　　味噌 小さじ1杯
　　　シーブレンド・コンビネーション 小さじ1杯

最初に一晩120ccの水につけて戻します。

骨をガーリック、セロリ、シーブレンド・コンビネーションと共に1.8ℓの水に入れて40分煮ます。味噌とかつおぶし、シイタケとシイタケを戻した水を加えてよくまぜ、蓋をして火からおろします。与える前に20分ほど置いて冷ましましょう。

付録─F

🦴 スープの基本レシピ（オリジナル）

水	1.8ℓ
豚の骨	160g
鶏の骨	170g
大麦	80g
味噌	小さじ1杯
鶏脂	120cc
キャベツ	85g
セロリ	100g
ニンジン	100g
ガーリック	3かけら
昆布	大さじ2杯

大きな鍋に材料を全部入れて沸騰させ、火を弱めて蓋をして1時間そのまま煮詰めます。炊いた米、生肉と葉野菜の食事に味を与えるためにこのスープを追加するか、米を炊くときに水の代わりにこのスープを使います。夏のレシピのための調理法（付録G、p259参照）。

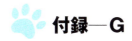 **付録—G**

夏のレシピのための調理法

　基本のスープストック（付録F、p258参照）からはじめ、下記の材料のいずれかを、それぞれの食品グループから選んで追加します。大きな鍋に材料を入れて、沸騰させます。火を弱めて蓋をして1時間煮詰め続けます。

野菜	+	でん粉	+	肉&タンパク質
キャベツ		大麦		豚
ニンジン		雑穀		魚
キュウリ		和ソバ		アサリ
セロリ		小麦		卵
トマト				豆腐
タケノコ				
ゴボウ				

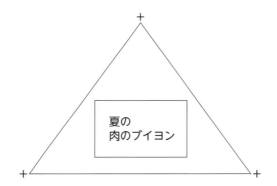

冬のレシピのための調理法

　基本のスープストック（付録F、p258参照）からはじめ、下記の材料のいずれかを、それぞれの食品グループから選んで追加します。大きな鍋に材料を入れて、沸騰させます。火を弱めて煮詰め、蓋をして1時間煮詰め続けます。

野菜	+	でん粉	+	肉&タンパク質
からし菜		米		鶏
ダイコン		もち米（もち）		子羊
ビーツ		サツマイモ		豚の心臓
カブ		レバー		鶏のレバー
カボチャ				マス
ジャガイモ				ムール貝
スパイス				
ガーリック				
生姜				
ネギ				
バジル				

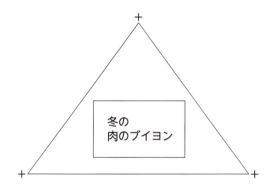

 付録—H

青汁、ジュースと高抗酸化物のレシピ

　犬も健康でいるためには、野菜を食べる必要があります。もし野菜を食べなければ、液体にして食事にまぜてください。

　摂取量に関しては、もし犬が肝臓、腎臓疾患があるときは1日3回に増やし、食事用にシリンジに液を入れて分けておいておきます。

下記はミキサー、ジューサーやビタミックス社のジューサー（ブレンダーのこと）で簡単にできるレシピです。

クリーム・オブ・グリーン

（何にでも使用できる生野菜、ミネラル、抗酸化サプリメント）

ロメインレタス	50g
セロリ	100g
ビーツ若葉（ホウレン草）	50g
パルメザンチーズ	小さじ1杯
醸造酵母か栄養イースト粉（付録C、p256参照）	小さじ1杯
水	120cc

〈摂取量の目安〉
5kgの犬に対して、1日小さじ1杯からはじめます。犬が味になれてきたら、1日2回に増やします。

ピーピーちゃん用ピーマン・ジュース

（目の健康のために）

赤ピーマン（種なしで）	1個
リンゴ（有機物でなければ皮を剥く）	1個
大きめのニンジン	1個
スピルリナ	小さじ1杯
醸造酵母	小さじ1杯
水	120cc

〈摂取量の目安〉
5kgの犬に対して、1日小さじ1杯からはじめます。犬が味になれてきたら、1日2回に増やします。

青い海辺のおやつ

(夏の涼しいおやつに)

アルファルファのもやし	30g
ブルーベリー(有機物でないのならよく洗う)	70g
ロメインレタス	50g
リンゴ(もし有機物でないのなら皮を剥く)	1個
プレーンの全脂ヨーグルト	大さじ2杯
水	120cc

〈摂取量の目安〉

5kgの犬に対して、1日小さじ1杯からはじめます。犬が味になれてきたら、1日2回に増やします。

野菜のデトックスジュース

タンポポ若葉(シソの葉)	200g
カモジグサ(イネ科の雑草)、または大麦	40g
ビーツ若葉(ホウレン草)	100g
ガーリック(オプション)	1/2かけら
リンゴか梨(有機物でなければ皮を剥く)	1個
ケルプ(または昆布パウダー)	小さじ1/2杯
栄養イース粉(付録C、p256参照)	大さじ1杯
水	120cc

〈摂取量の目安〉

5kgの犬に対して、1日小さじ1杯からはじめます。犬が味になれてきたら、1日2回に増やします。

生卵&サラダ

生卵	1個
ホウレン草	200g
レタス	50g
ピーマン	1個
パルメザンチーズ	小さじ2杯
スピルリナ	小さじ1/2杯
醸造酵母	小さじ1杯
水	120cc

（2日以上は冷蔵庫で保存しないこと）

〈摂取量の目安〉
5kgの犬に対して、1日小さじ1杯からはじめます。犬が味になれてきたら、1日2回に増やします。

肝臓デトックススープのレシピ

中程度の大きさ（10cm程度）のスープ用骨（豚か牛）	1本
小さく切ったビーツの根	1個
小さく切ったニンジン	1本
小さく切ったセロリの茎	1本
切ったレバー（子牛、放牧で飼育された有機牛が好ましい。レバーの代用としては牛の心臓）	90g
乾燥シイタケ（有機栽培物か日本製）	5枚
オリーブ油	大さじ2杯
バター	大さじ2杯
水	1920cc（約カップ10杯）

0.9ℓ程度入るスープ鍋に、オリーブ油とバターを入れて中火で熱します。切ったレバーを入れて10分炒めます。切った野菜を入れて火を中火の強にし、全部をよくまぜ合わせながら炒めます。

水1920ccを加えて、スープ用の骨、シイタケを入れます。沸騰させてから火を弱めて煮込み、蓋をして１時間煮続けます。

〈摂取量の目安〉
シリンジで10ccを１日３回与えます。

ヒント
たくさん作ったら、製氷皿に入れて凍らせ、必要なときに溶かして使いましょう。

付録―I

　ドクター・バスコのおすすめのホリスティック・ブランドのドッグフード（新鮮な食べ物が手元にないときのバックアップとして使うこと）

- アズミラ
- オネストキッチン
- ソリッド・ゴールド
- Taste of the Wild
- ウェルネス
- ワイソン

付録―J

摂取量の目安の基本

　5-7kgの小型犬には１日約200g、もしくは約100gを１日２回。

　10-14kgの中型犬は１カップを１日２回。もしこの量で体重が減るようであれば、25％増量し、体重が増えるようであれば25％減量する。

　14-20kgのやや大きめの犬なら約300gを１日２回。

　品種、運動量、年齢、体重、健康状態や季節によって臨機応変に与える量を調節してください。

*表1

	寒性	平性	保湿	水分の分散 利尿作用
タンパク質	カッテージチーズ ヨーグルト 豚 卵 ウシガエル タコ アサリ ウサギ 豆腐 子羊のレバー	小豆 牛のレバー 鴨のレバー ミルク チーズ サバ イワシ ニシン 寒流魚	カッテージチーズ アサリ 卵 ミルク 牛のレバー（生） 豚 豚の腎臓 豆腐	小豆 黒豆 鴨 豚の腎臓 牛の腎臓 サバ
でん粉	ソバの実 ハト麦（中国大麦） 雑穀 ハトムギ 小麦グルテン ジャガイモ	玄米 キヌア タロ芋	雑穀 キヌア カボチャ ヤム芋	アマランサス ハト麦（中国大麦） 玄米 ハトムギ ライス・ブラン ライ麦 タロ芋
野菜	アスパラガス タケノコ ブロッコリー キュウリ タンポポの葉 ナス レタス 緑豆 海草 スピルリナ クロレラ ホウレン草 サマー・スクウォッシュ スイス・チャード トマト カブ クレソン カモジグサ 冬瓜 白マッシュルーム ズッキーニ	ビーツ キャベツ ニンジン トウモロコシ	ピーマン 白マッシュルーム 海草 トマト	アスパラガス アルファルファのもやし ブロッコリー セロリ トウモロコシ 緑豆 カブ 冬瓜 ズッキーニ
果物	リンゴ バナナ ココナッツ・ジュース オレンジ 桃 スイカ	マンゴ パパイヤ	リンゴ バナナ マンゴ 桃 イチゴ スイカ	パパイヤ パイナップル
脂肪	アボカド	オリーブ油		

＊表2

	温性	湿気の分散	保湿	風の分散
タンパク質	アンチョビ ウナギ 鮭 マス エビ ムール貝 牛 鶏 鶏のレバー 腎臓 子羊 ヤギ	小豆 牛 牛の腎臓 子羊の腎臓	牛のミルク ニシン 子羊 豚 豚の腎臓	ウナギ 蛇の肉 海老
でん粉	エンバク サツマイモ もち米 甘酒	大麦 米ぬか 玄米 ライ麦	カボチャ ヤム芋	エンバク
野菜	パセリ サヤインゲン ケール からし菜 パースニップ	パセリ ブロッコリー セロリ パースニップ 冬瓜	白マッシュルーム トマト	パースニップ
果物＆ナッツ類	さくらんぼ 栗 ライチー 桃 松の実		リンゴ サボテン 桃 松の実	さくらんぼ 松の実
脂肪	バター 大豆油 ココナッツ油 ウォールナッツ油		ココナッツ油 ラード オリーブ油 ゴマ油	
ハーブ＆スパイス	ウコギ アニス バジル 月桂樹の葉 シナモン 柑橘類の皮 クミン ディル フェンネル 生姜 ガーリック 紫シソ ローズマリー 酢 シャロット ナマコ	酢	鳥の巣 蜂蜜	ウコギ アニス バジル カモミール 生姜 ペパーミント 葛の根

＊表1と2の参考書

Chang Chao-liang, Cao Quing-rong, and Li Bao-zhen. "Vegetables as Medicine", The Rams Skull Press. Australia, 1989

Flaws, Bob. & Wolfe, Honora. "Prince Wen Hui's Cook: Chinese Dietary Therapy", Paradigm Publications. Brookline, Massachusetts, 1983.

Lu, Henry, C., PhD, "Chinese Herbs with Common Food Recipes for Health & Healing", Kodansha International. Tokyo, 1997

Ni, Maoshing, Ph.D., C. A. "The Tao of Nutrition". Published by the Shrine of the Eternal Breath of Tao, Malibu, California, 1987

Pritchford, Paul, "Healing with Whole Foods: Oriental Traditions and Modern Nutirition", North Atlantic Books, 1993

Dai Yin-fang, and Liu Cheng-jun. "Fruit as Mdeicine", The Rmas Skull Press. Australia, 1986.

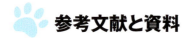 **参考文献と資料**

Airola, Paavo, N. D., Ph. D. How to Get Well. Health Plus Publishers. Phoenix, Arizona. 1974.

Andoh, Elizabeth. Washoku. Tenspeed Press. Berkeley, CA. 2005.

Association of American Feed Control Officials; Publication Handbook

Barber, Kimiko. Japanese Light. DK Pulbishing. New York. 2006.

Barclay Levi, Juliette. A complete Handbook of Natural Care and Rearing. Arco Publishing. New York. 1970.

Billinghurst, Ian, Dr. Give Your Dog a Bone. Published by Ian Billinghurst. 1993.

Brekhman, I. I. Man and Biologically Active Substance: The Effect of Drugs, Diet, and Pollution on Health. Pergamon Press. Oxford, England. 1980.

Brody, Tom. Nutritional BioChemistry. University of California, Berkeley Academic Press, 1993.

Brown, Edward, Espe. The Tassajara Recipe Book. Shambala Publications, Inc. Boston Massachusetts. 1985.

Chang Chao-liang, Cao Qing-rong, & Li Bao-zhen. Vegetables as Medicine. The Rams Skull Press. Australia. 1989.

Dai Yin-fang, and Liu Cheng-jun. Fruit as Medicine. The Rams Skull Press. Australia. 1986.

D'Adamo, Peter, J. N. D. Eat Right For Your Type. G. P. Putnam's Sons. New York, 1996.

Diamond, Jared. Guns, Germs, and Steel: The Fates of Human Societies. W. W. Norton & Company. New York. 1999.

Fox, Nicols. Spoiled: Why Our Food is Making Us Sick and What we Can Do About It. Penguin Books. New York. 1998.

Flaws, Bob. & Wolfe, Honora. Prince Wen Hui's Cook: Chinese Dietary Therapy. Paradigm Publications. Brookline, Massachusetts, 1983.

Fox, Michael, W., B. Vet. Med., PhD., D. Sc., M. R. C. V. S., Hodgkins, Elizabeth, DVM, Smart, Marion, E., D. V. M., PhD. Not Fit For A Dog: The Truth About Manufactured Dog and Cat Food. Quill Driver Books. Fresno, CA. 2009.

Fujita, Yuko. Recipes of Japanese Cooking. Navi International. Japan. 2003.

Khalsa, Dharma, Singh, M. D. Food As Medicine: How to Use Diet, Vitamins, Juices, and Herbs for a Healthier, Happier, Longer Life. Atria Books. New York. 2003.

Korngold, Efrem. L. A. C., O. M. D. and Beinfield, Harriet L. Ac. Between Heaven and Earth. Ballantine Books. New York. 1991.

Kushi, Michio. Natural Healing through Macrobiotics. Japan Publications. Inc. Tokyo. 1978.

Lu, Henry, C. Chinese System of Food Cures. Sterling Publishing Co., Inc. New York. 1986.

Lu, Henry, C. Chinese Natural Cures. Black Dog & Levanthal Publishers. Inc. New York. 1986.

Lu, Henry, C., PhD. Chinese Herbs with Common Food Recipes for Health & Healing. Kodansha International. Tokyo 1997.

Martin, Ann, N. Foods Pets Die For and Protect Your Pet. New Sage Press Oregon.. 2001.

Morgan, Rhea, V, et. Al. Handbook of Small Animal Practice 4th Ed. W. B, Saunders. Philadelphia. 2003.

Muramoto, Naboru. Healing Ourselves. Swan House Publishing Co. New York. 1973.

Nabhan, Gary, Paul, Ph. D. Coming Home to Eat. W. W. Norton Company. New York. 2002.

Nagai, Nagisa, DVM. Cooking For Your Japanese Dog. Japan. 2003.

National Geographic, The Evolution of Dogs: Wolf to Woof. January, 2002.

Ni, Maoshing, Ph. D., C. A. The Tao of Nutrition. Published by the Shrine of the Eternal Breath of Tao. Malibu. California. 1987.

Ohsawa, George. Macrobiotics Japan Publications Inc, Tokyo, 1974.

Passwater, Richard, A. Ph. D and Cranton, Elmer, M., M. D. Trace Elements, Hair Analysis and Nutrition. Keats Publishing Co, Inc. New Canaan, Connecticut. 1983.

Pitcairn, Richard. DVM. PH. D. Complete Guide to Natural Health for Dogs and Cats.

Price, Weston, A., DDS. Nutrition and Physical Degeneration. The Price Pottenger Foundation. Inc. Santa Monica, California. 1945.

Pritchford, Paul. Healing with Whole Foods: Oriental Traditions and Modern Nutrition. North Atlantic Books. 1993.

Staples, George, W. and Kristiansen, Michael, S. Ethnic Culinary Herbs. University of Hawai'I Press. Honolulu, Hawaii. 1999.

Strombeck Donald, DVM, PhD., Home-Prepared Dog & Cat Diets: the Healthful Alternative. Iowa University Press. 1999.

Tietz, Norbert, W. PhD. Fundamentals of Clinical Chemistry. W. B. Saunders Co. Philadelphia. 1976.

Voisin, Ander. Soil, Grass, and Cancer. Acres U. S. A. Austin, Texas. 1999.

Wayne, Robert, K. Molecular Evolution of the Dog Family Manuscript Institute of Zoology, Zoological Society of London, Regents Park London, UK NW1 4 RY. 1993.

Wendt, Lloyd, M. Dogs, A Historical journey: The Human-Dog Connection Through the Centuries. Howell Book House. New York, New York. 1996.

謝辞──この本の出版に寄せて

　私の健康、生き方、そして食事をどのようにして薬のように役立てるかなど、私の人生に大きな影響を与えてくださった皆様に心から感謝いたします。それらのひとつひとつがこの本の精神となって生かされています。

　私の父、ドミトロ・バスコは、私に自力で育つ植物の力について教えてくれました。

　私の母、ルバ・バスコは、私が5歳のときに台所で野菜を切ってスープを作る方法を教えてくれました。

　ミシガン州立大学獣医学部における私の動物栄養学の先生方。

　ヨギ・バジャンはHealthy健康、Happy幸せ、Holy神聖（3HO）の創設者で、私に健康的な菜食主義の食事について教えてくれました。

　マクロビオティック食医の創設者である、ジョージ・オオサワ氏。

　久司道夫氏はアメリカにマクロビオティックのコンセプトを持ち込んだメッセンジャーであり先生です。

　タッサジャラ・ホット・スプリングの仏教僧は、食事を作るときに祈りながら穏やかな気持ちになることを教えてくれました。

　ゲーリー・マックは、アジア料理にスパイスをまぜること、そして漢方茶を作るときのその心がけが大切な癒しの技となることを教えてくれました。

　村元騰医師は、彼の著書"Healing Ourselves"において、私がおこなっている鍼と共に食べ物を薬として用いることができるという事実に、初めて目を開かせてくれました。

　シド・ゴリンスキー博士は、サプリメントとハーブを正しく調合する魔法の技を教えてくれました。

　セバスチャン・レイズ東洋医学博士/鍼灸医は、心から癒されるということと、私の勘をもっと働かせるようにすることを教えてくれました。

　伝統東洋医学と食物を薬として使い、それが気候や地理、そして病気の症状と関係があることを教えてくれたすべての先生。

ジュリエット・バークレイ・レヴィは1970年代の初めに、犬に生の食べ物を与えるという概念を発表して私を驚かせてくれました。

　イアン・ビリングハースト博士は、彼の本「Give your Dog A bone/犬に骨を与えましょう」を通して、犬の飼い主社会に骨と生の食べ物による食事を取り入れることを教え、それを実行する人々を増やすことに最初に取り組んだ人です。

　私の犬、マリア、モリス、ストレガ、ルーシー、バロン、トリクシーⅠ、マックス、アリ、シーヴァ、ジョアクイーナ、トリクシーⅡ、マカナそして私のクライアントの犬たちは、過去30年において私の食事における課題でもありました。

　アン・Nマーティンは「Food Pet Die For/ペットフードの恐ろしい話」という本において、非常に議論を引き起こすような内容を、勇気を持って書きました。

　マイケル・W.フォックス博士は私のヒーローであり動物の権利、獣医師倫理の改革者であり"Not Fit for a Dog"という本を書かれました。

　ウェンディー・マー M.S.はビッツィ&ボーのクッキーのレシピを提供してくれました。

　キャロル・マックパーソンは、私のクライアントの犬のために、すばらしい料理を作ってくれ、私にも料理をもっと簡単にするために材料をどのように厳選すればよいかをアドバイスしてくれ、彼女のレシピをこの本に寄稿してくれました。

　私の妻、ジェーン・ウィンター、親友、友達、スープの先生など多くの人たちは、私がイライラしていたときにもサポートをしてくれ、本当の愛の意味を教えてくれるとともにそれを本の中に表現させてくれました。みなさん、ほんとうにどうもありがとうございました。

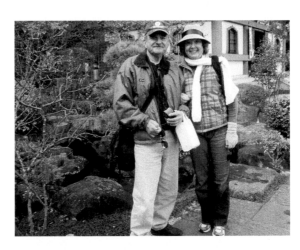

著者 イホア・ジョン・バスコ (Ihor John Basko) について

　教育者であり、ホリスティックな動物医療分野の専門家である彼は、獣医植物医学教会 (Veterinary Botanical Medical Association) の創始者のひとりでもある。ハワイ、北アメリカ、アジアにおいて、獣医師、動物のトレーナー、動物の飼育者などに、ホリスティックな治療法に関する講義も開催しており、数多くの雑誌、本、学術機関紙への寄稿、そして多くのテレビやラジオへの出演もこなしている。ペットのサプリメントの会社であるResources社で、ペットのためのハーブとミネラルのサプリメントの開発にも携わっている。

> 66 私が獣医師としての仕事に
> ホリスティック医療を取り入れたのは、
> 慢性病を予防することができる - 自然治癒
> というものに焦点を当てたからです。
> ホリスティック医療には副作用がありません。
> そして伝統的な獣医のケアと
> 代替療法の兼ね合わせも持ち合わせているのです 99
>
> 〜ドクター・バスコ

　彼はカウアイ島のコミュニティー・ステーション、KKCRから「ペットと人々とパラダイス」というラジオ番組を土曜の朝に放送している。ペットのためにハワイの薬用ハーブに関する話や、食事、栄養のアドバイス、無料で質問にも回答している。ストリーミングでも放送されているので、どこに住んでいてもお聞きいただける。
www.kkcr.org

　ドクター・バスコの使命はシンプルである。愛情を込めたサポートと癒やしをペットに提供すること、そしてペットの家族が最も安全で、自然な方法を使うこと。彼はすべてのレベルにおいて免疫機能を強化することができるホリスティックな治療を、東洋医学の真髄と栄養に関する理解を合体させることによって、生み出している。

> " 私の最大の願いは、ペットのオーナーの皆さんが
> 毛皮で覆われた友達であるペットと、
> ワクチンや薬品の使用を最小限に押さえて
> 新鮮で自然な食事を通して、
> できるだけ長く一緒に暮らせるようにするということです "

　現在、彼はハワイ州のカウアイ島で妻のジェーン・ウィンターと共に暮らしている。彼の楽しみは、ハイキング、食することができる薬草やキノコ探し、キャンプ、料理、庭いじり、健康や情愛深い暮らしについての会議やワークショップを行うために各地に旅行にでかけること。20年以上前にハワイに移り住んで以来、彼は、海が心、体、魂への素晴らしいヒーリングの源であると感じ、サーフィンを楽しむことも始めた。

　彼は、ガーバンゾという名前の猫、ウォーリーとマーティーという捨て猫だった子猫（地元のスーパーマーケット、ウォルマートから救出！）、そして最近ヒナという犬も迎え入れて一緒に暮らしている。

　ドクター・バスコの詳細については、彼のホームページ(DrBasko.com)をご覧ください。

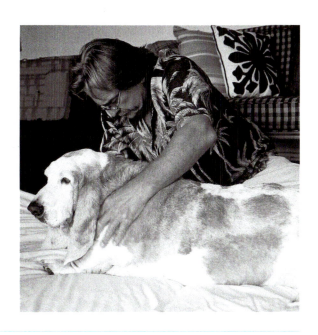

著者：
イホア・ジョン・バスコ
(Ihor John Basko)
プロフィールはP.272参照。

監修者：
森井 啓二 （もりい けいじ）
北海道大学大学院獣医学研究科卒。卒業後、オーストラリア各地の動物病院で研修。1980年代後半から動物病院の統合医療を開始し、日本ホメオパシー医学会認定専門医として同医学会理事・同会獣医師部会代表・国際獣医ホメオパシー学会日本支部代表を歴任。現日本獣医ホメオパシー学会会長。著書に『実践 動物と人のためのホメオパシー』（ガイアブックス）、『臨床家のためのホメオパシーノート』（Nanaブックス）、『臨床家のためのホメオパシー・マテリアメディカ』『ホメオパシーマテリアメディカ大全1（Abel-Agar）』『ホメオパシーレパートリー教本』（いずれもエンタプライズ）など、ホメオパシー関連のテキストの他、『宇宙深奥からの秘密の周波数「君が代」』（ヒカルランド）。監修書に『愛する犬猫のためのホメオパシー自然療法』（ガイアブックス）など。

翻訳者：
伊庭野 れい子 （いばの れいこ）
ハワイ・赤十字社にて開催されている、「ペット救急救命コース」の授業の通訳を務め、自らも「ペット救急救命コース」を終了。コピーライター、翻訳家、撮影コーディネーター、チャネラー、ヒーラー、カラー・セラピスト、風水師。現在は大阪を拠点としているが、2010年まで17年以上ホノルル在住。著書に『タロットREIKOのハワイアン・ブリーズ』『タロットREIKOのプア・ブック』『タロットREIKOのビギナーズ・スピリチュアル・ワークブック』（いずれも書肆侃侃房出版）、『ハワイアン・マジック、リラクシング・ファンタジー・エッセイ』（Kindle版）などがある。『ハワイアン風水』（太玄社）の翻訳も担当。大阪市出身。
ホームページ ： http://www.aloha.zaq.jp/tarotreiko/

健康維持・病気改善のための
愛犬の食事療法

発　　　行	2016年4月20日
第 2 刷	2021年5月1日
発 行 者	吉田 初音
発 行 所	株式会社 ガイアブックス

〒107-0052 東京都港区赤坂1-1 細川ビル2F
TEL.03 (3585) 2214 FAX.03 (3585) 1090
http://www.gaiajapan.co.jp

Copyright GAIABOOKS INC. JAPAN2021
ISBN978-4-88282-960-7 C2077

落丁本・乱丁本はお取り替えいたします。

本書は細部まで著作権が保護されています。著作権法の定める範囲を超えた本書の利用は、出版社の同意がない限り、禁止されており違法です。特に、複写、翻訳、マイクロフィルム化、電子機器によるデータの取込み・加工などが該当します。

Printed and bound in japan